아파야 낫는다

호전반응

아파야 낫는다
호전반응

초판 인쇄 | 2022년 1월 3일
초판 발행 | 2022년 1월 10일

지은이 | 김병곤(남서울대학교 교수), 금명기(백석대학교 교수)
펴낸곳 | 유니크 커뮤니케이션
펴낸이 | 김성민
북디자인 | 김진희
영업 마케팅 | 김명자
감수 | 한달수 한의학박사(병천한의원 원장)

출판등록 | 2013년 7월 26일 (제2014-21호)
주소 | 대전광역시 서구 대덕대로 249번길 30(둔산동,베스트피엘씨빌딩)
전화 | 070-7426-4000
팩스 | 042-622-1140
전자우편 | ucs114@naver.com

ISBN | 979-11-966114-4-6(03510)

이 책은 저작권법에 따라 보호받는 저작물이므로 무단 전재와 무단 복제를 금하며,
책 내용의 전부 또는 일부를 이용하려면 반드시 유니크 커뮤니케이션의 서면 동의를 받아야만
합니다.

아파야 낫는다
호전반응

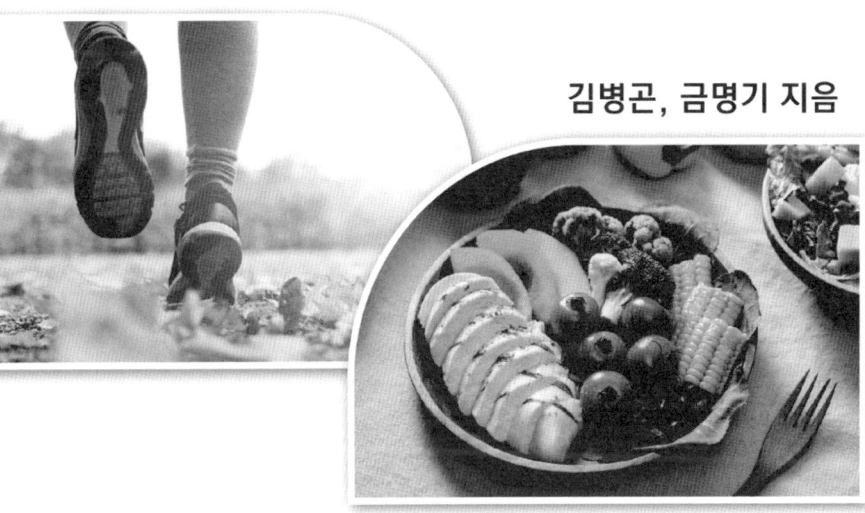

김병곤, 금명기 지음

"호전반응은 약리적 부작용이 아니라 우리 몸이
아직 깨어있다는 보증이며 건강한 삶으로 회복하는 데
반드시 거쳐야 하는 신체 메커니즘입니다."

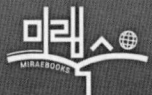

들어가는 글

아파야 낫는다
- 이 시대 모든 병인病因에 관한 연구 -

"사람들은 고통을 피하려다가 도리어 더 많은 고통을 겪는다."
- 닐 슈트라우스 -

오랜만에 등산을 하고 나면 그 다음 날 몸이 뻐근합니다. 늘 어나는 뱃살이 걱정되어 하루 이틀 운동을 하면 팔다리가 욱신 욱신 쑤시기도 합니다. 건강에 좋은 활동을 하는데도 왜 몸은 전보다 더 가라앉고 불편해지는 걸까요? 친구가 몸에 좋다고 건네주는 약을 먹고 연이틀 설사를 합니다. 양약은 입에 쓰다더니 좋은 약을 앞에 두고 내 몸이 괜히 예민하게 반응하는 걸까요? 새해를 맞으며 금연하려고 수중에 있던 담배를 모두 쓰레기통에 버리고는 거들떠보지 않았더니 일주일째 지독한 금단증세가 올라옵니다. 더 건강해져야 하는데 왜 이렇게 몸은 더 힘들어질까요? 늘어나는 뱃살에 독하게 맘먹고 다이어트에 돌입했는데, 현기증에 구역질에 몸이 너무 힘들고 괴롭습니다. 저, 과연 건강해지고 있는 거 맞나요?

너무 걱정하지 마세요. 호전반응 때문입니다. 아프다는 건 내 몸이 살아있다는 증거입니다. 역설적으로 들리겠지만, 삶의 고통은 나를 한 단계 더 성숙시켜 주고 그간 잊고 있었던 인생의 중요한 가치들을 다시금 떠올리게 합니다. 날카로운 통증이 없다면 지금 내 손가락이 칼에 베였는지 프라이팬에 지글지글 구워지고 있는지 도무지 알 수가 없습니다. 복부 아래에 지속적인 불편함을 느끼지 못한다면 시간을 내서 장 내시경을 받아볼 엄두조차 내지 못할 것입니다. 십수 년 간 먹어왔던 술 담배를 끊을 때, 평소 너무 좋아하던 음식을 과감하게 끊을 때, 하다못해 게임이나 쇼핑 같은 중독된 습관들을 끊을 때에도 반드시 아파야 합니다. 아파야 낫습니다. 명현瞑眩 반응은 질병이 아니라 몸이 보내는 현명賢明한 반응입니다.

질병의 3단계

그것이 어떠한 종류든 간에, 인간이 걸리는 모든 질병에는 항상 발병 단계와 원숙 단계, 그리고 고착 단계가 있다고 합니다. 보통 질병의 3단계라고 하죠. 가장 먼저 밟게 되는 발병 단계development는 사람이 병에 들어서는 단계입니다. 병의 성격에 따라 신체적으로 증상이 바로 나타날 수 있고, 며칠 뒤, 몇 달 뒤, 심지어 몇 년 뒤에도 나타날 수 있습니다. 예민한 사람들은 조금만 몸이 이상해도 금세 어지러움이나 갈증, 편두통, 매스꺼움, 피곤함을 느낄 수도 있지요. 하지만 대부분의 사람들은 이 과정에서 보통 자그마한 증상들을 대수롭지 않게 무시해 버립니다. 물론 참을 수 없는 통증이 느껴질 때 사람들은 자신의 몸에 뭔가 잘못이 있다는 걸 느끼게 되지만, 되도록 검진과 진단은 미룰 수 있을 때까지 미룹니다.

이때를 적절히 대처하지 못하고 넘겨 버리면 질병의 두 번째 단계가 우리를 기다리고 있습니다. 바로 원숙 단계maturation가 그것이지요. 이 단계에서는 병이 완연히 자리를 잡아 우리가 본격적으로 통증이나 불편함을 느끼게 됩니다. 겉으로 두드러기가 나거나 혹이 만져지고, 혈변을 보거나 탈모가 오기도 하죠. 피부에 이상한 종기나 뾰루지가 올라오거나 멀쩡하던 치아가 흔들리기도 합니다. 참다 참다 아픔을 이기지 못하고 뒤늦게 병원을 찾습니다. 주치의는 우리가 안고 온 질병에 이름(병명)을 붙입니다. 청천벽력 같은 소식에 밤잠을 이루지 못합니다. '왜 나에게?' 원망도 합니다. 그러나 사실 이 병은 오래전부터 우리 몸에 들어와 있었습니다. 다만 우리가 늦게 발견했을 뿐이지요.

 이 단계에서 대증요법을 쓰면 가볍게 문제가 해결된 것처럼 보일 수 있습니다. 하지만 근본적인 문제는 뿌리가 깊은 법이지요. 뿌리까지 캐내지 못하는 치료는 결국 더 악화된 병세를 발견하고는 자신의 대처가 그저 미봉책에 불과했다는 사실을 깨닫습니다. 반면 적절한 약을 쓰면 몸의 자연치유력을 깨우고 신진대사의 평형을 맞추며 점차 치유가 일어납니다. 이때 주의하셔야 할 것은 종종 대증요법이 근본적인 치료보다 더 효과가 있는 것처럼 보일 때가 많다는 사실입니다. 예후가 좋고 반응도 빠르고 기분도 훨씬 가볍습니다. 약이 몸에 잘 받는다고 생각하게 되고 그 약을 맹신하게 됩니다. 하지만 누구에게는 질병의 세 번째 단계가 기다리고 있습니다.

 세 번째 단계는 고착 단계fixation입니다. 병은 우리 신체를 망가뜨리고 삶의 일상을 무너뜨립니다. 걷거나 뛰는, 이전까지 아무렇지 않게 할 수 있었던 행동들도 숨이 차고 몸이 말을 듣지 않게 되면서 점차 힘들어집니다. 혈색도 변하고 눈도 처집니다. 병원에서는 당장 수술에 들어가야 한다고 난리를 부립니다. 괜히 두려움이 엄습합니다. 좀 더 일찍 병원을 찾을 걸, 평소 건강에 신경을 쓸 걸, 후회가 밀려옵니다. 한 달 두 달 어영부영 시간을 보내고 차일 필 치료를 미루다 보니 이젠 병원에 가는 게 싫어집니다. 그동안 문제의 환부를 벗어나 다른 장기에까지 병세의 영향이 미치기 시작합니다. 정말 몸의 구석구석 마수魔手가 뻗치지 않는 곳이 없습니다. 몸은 급격히 무너지고 체형에 변화가 일어납니다.

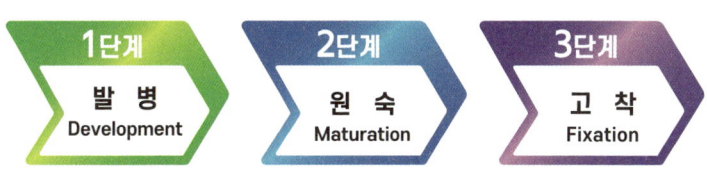

치료의 3단계

반면 치료에도 3단계가 있다고 합니다. 첫 번째 단계가 각성단계awakening입니다. 말 그대로 자신의 몸에 문제가 있다고 자각을 하는 단계입니다. 평소 자신의 몸을 잘 관찰하고 살펴보는 습관을 가진 사람이라면 이 단계를 더 앞당길 수 있습니다. 병을 각성하는 기회를 놓치게 되면 앞서 말한 질병의 3단계로 넘어가게 됩니다. 그렇게 보면 치료의 3단계와 질병의 3단계는 묘하게 얽혀 있습니다. 평소 본인이 건강에 얼마나 신경을 쓰느냐에 따라 불필요하게 이 과정에 들어서지 않아도 되니까요. 건강과 질병은 종이 한 장 차이와 같습니다. 건강은 단순히 질병이 없는 상태가 아닙니다. 그래서 세계보건기구 WHO는 건강을 '단순히 질병이나 허약함이 없는 상태가 아니라 신체적, 정신적, 사회적으로 완전한 웰빙의 상태' 라고 정의하고 있습니다.

각성 단계를 통해 두 번째 단계로 진입하게 되는데, 바로 치료 단계treatment입니다. 이때 진단diagnosis과 함께 특정한 병에 대한 적절한 치료가 진행됩니다. 병을 알아야 치료가 일어날 수 있습니다. 빠르고 제대로 된 진단은 병의 완쾌 확률을 높입니다. 우리나라에서는 정부가 시행하는 건강검진이 있기 때문에 생애주기별로 체계적이고 정기적인 진단이 가능합니다. 평소 이상이 없다고 느낄 때라도 검진 시기를 놓치지 말고 받아야 합니다. 진단이 빠르면 빠를수록 이 단계가 훨씬 수월하게 넘어갈 수 있게 됩니다. 뒤늦은 진단은 어김없이 질병의 3단계로 넘어갈 수 있기 때문입니다. 명심하세요. 치료와 질병은 서로를 마주보고 있는 일란성쌍생아와 같습니다.

세 번째 단계는 완치 단계recovery입니다. 이 단계에서 적절한 치료와 함께 병에서 회복되어 건강을 다시 찾게 됩니다. 물론 이 과정이 우리가 생각하는 것처럼 매끈하게 진행되는 건 아닙니다. 다름 아닌 호전반응이 올 수 있기 때문입니다. 약을 쓰는데도 어떻게 된 영문인지 몸이 더 안 좋아집니다. 몸이 전체적으로 가라앉고 무거운 피로감을 느낍니다. 하루 종일 병든 닭처럼 꾸벅꾸벅 졸거나 머리가 안개 낀 것처럼 너무 멍해서

도무지 눈앞의 일에 집중할 수 없습니다. 급기야 두통이 찾아 옵니다. 머리가 쪼개질 것처럼 아프더니 오한이 찾아 옵니다. 소변과 대변이 평소보다 잦습니다. 이런 증상은 질병의 정도와 신체 상태, 기저질환 유무에 따라 기간과 빈도가 다양합니다.

호전반응은 음양의 조화를 통해 설명할 수 있습니다. 옛말에 봉우리가 높으면 골짜기가 깊다는 말이 있습니다. 뜨거움은 차가움을 부르고, 음기는 양기를 끌어당깁니다. 빛은 어두움에서 빛나며, 밤은 낮을 기다립니다. 인간의 몸은 단순히 피와 살의 결합이 아니라 이러한 천지의 신묘막측한 운행과 자연의 질서 속에서 자연과 끊임없는 유기적 관계를 맺고 변화합니다. 신체를 구성하는 정精, 기氣, 신身은 주변 환경이나 외부의 작용과 교호交互하며 동적평형dynamic equilibrium을 이룹니다. 어쩌면 이 평형이 깨진 것이 질병이며, 이 평형을 맞추는 것이 치료일지도 모릅니다.

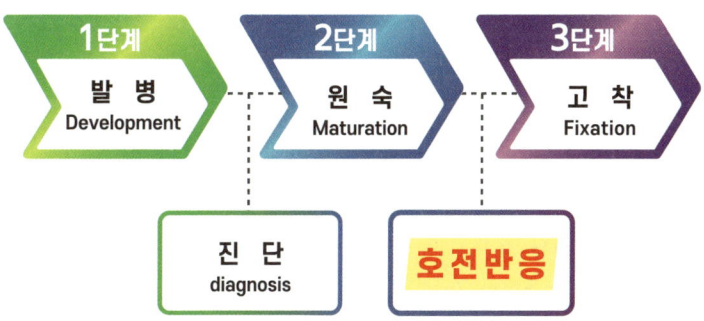

오래된 습관일수록 바꾸는 과정 역시 고통스럽고 오래 걸립니다. 의사나 의학도 치료를 위한 보조적 기능을 가질 뿐, 건강을 지킬 수 있는 건 오직 스스로의 면역력을 키우고 몸의 자연치유력을 회복시켜주는 일입니다. 이 과정에서 가장 유념에 두어야 할 것이 바로 호전반응입니다. 호전반응好轉反應은 치료의 3단계에서 치료와 완치 단계의 사이에서 일어납니다. 모든 환자가 호전반응을 겪는 건 아닙니다만, 대부분 짧게라도 겪고 지나가는 게 신체의 정상적인 이치입니다. 물론 치료 단계에서 겪는 모든 통증과 이상반응이 호전반응인 건 아닙니다. 호전반응과 부작용을 구별하고 감별할 수 있어야 합니다. 부작용side effect은 약을 병에 맞지 않게 잘못 사용함으로써 발생하는 이상반응을 말합니다.

이 책은 바로 이러한 목적을 위해 집필되었습니다. 각장에서 호전반응이 무엇이고, 호전반응이 일어날 때 어떻게 대처해야 하며, 호전반응과 일반 부작용에는 어떠한 차이가 있는지, 나아가 면역력과 자연치유력을 키워서 병의 치료가 빠르고 건강을 굳건히 유지할 수 있는 방법에는 무엇이 있는지 살펴보고자 합니다. 비록 130페이지 안팎의 얇은 책이지만, 다른 책에서 찾아볼 수 없는 호전반응에 관한 최근의 의학적 성과와 과학적 원리까지 꼼꼼하게 담았기 때문에 건강을 지키는 데 큰 도움이 될 것으로 확신합니다. 부디 이 책을 읽는 독자들이 더욱 건강한 삶을 살아갈 수 있으면 좋겠습니다. 책을 감수해주시고 추천사를 써주신 분들에게 감사를 드립니다. 특히 난삽한 원고를 꼼꼼히 읽고 귀한 조언을 남겨주신 한달수 원장님께 마음에서 우러나는 깊은 감사와 존경을 표합니다.

저 자
성산골 상경학관 건강관리연구실에서
김병곤, 금명기

차 례

1장 호전반응이란 무엇인가   17

- 호전반응(명현현상)의 정의   21
- 파르마콘의 두 측면 – 어머니가 입덧을 하는 이유   24
- 이퀄리브리엄 – 중간이 가지는 의미   28
- 호르메시스 – 용량이 독을 만든다   31
- 유스트레스 – 스트레스의 반전   36
- 호메오스타시스 – 평형의 중요성   38

2장 증상별 호전반응과 그 대처법   47

- 이완반응 – 왜 이렇게 늘어질까   52
- 배설반응 – 내가 뭘 잘못 먹은 걸까   54
- 발열반응 – 왜 이렇게 몸이 뜨겁지   57
- 과민반응 – 내가 너무 예민한 걸까   60
- 회복반응 – 지금 나아지고 있는 거지   63
- 자연치유력에 대한 믿음이 필요하다   65

3장 건강기능식품과 호전반응　　69

- 건강기능식품 – 호전반응을 예상하라 ………… 72
- 장내 독소를 배출하자 – 프로바이오틱스 ………… 78
- 눈, 건강할 때 지키자 – 비타민A ………… 82
- 항산화제로 암을 예방하자 – 비타민C와 비타민E ………… 86
- 피부와 생활에 탄력을 – 콜라겐 ………… 92

4장 자연치유력을 높이자　　99

- 해답은 면역력에 있다 ………… 102
- 잘 먹기(섭취하기) ………… 103
- 잘 자기(휴식하기) ………… 109
- 잘 싸기(배설하기) ………… 114
- 잘 걷기(운동하기) ………… 119
- 잘 풀기(해소하기) ………… 122
- 호전반응을 즐기자 ………… 125

1장

호전반응이란 무엇인가

호전반응이란 무엇인가

"우리 아픔은 종종 가장 훌륭하고 가장 아름다운
우리 내면으로 들어가게 해주는 입구다."
- 데이비드 리코 -

사람이라면 누구나 무병장수를 꿈꿉니다. 영원히 늙지 않고 살고 싶다는 욕망은 과거 진시황제만의 꿈은 아닐 것입니다. 팽팽하던 얼굴이 어느 순간부터 탄력을 잃고 하나둘 주름이 잡히기 시작하더니 기미와 검버섯이 올라옵니다. 스마트폰의 작은 글씨까지 선명하게 보이던 눈도 언제부턴가 침침해지기 시작합니다. 전날 과음을 해도 하루 푹 자고 일어나면 거뜬했던 체력도 어느새 숙취와 만성피로로 잠을 자도 잔 것 같지 않습니다. 몸이 늙어가고 있는 것입니다.

하지만 늙는 것보다 더 두려운 건 일상에서 찾아오는 고통입니다. 엄습하는 육체적 고통이 거울로 주름진 얼굴을 보는 것보다 더 참기 힘든 법입니다. 그래서 사람들은 두통약이나 진통제를 달고 살아갑니다. 모든 수술을 무통주사며 수면마취로 진행하려고 합니다. 어디 그뿐입니까? 육체적 고통 못지않게 정신적 고통도 견디기 쉽지 않습니다. 사고나 질병, 뜻하지 않던 사업 실패나 이혼, 사별, 실직, 관계의 깨어짐 등으로 마음의 상처를 받고 나면 그 트라우마로 인해 자그마한 관계 문제에도 방어기제를 쓰기에 바쁩니다. 상처받고 싶지 않기 때문입니다. 혼자가 되는 게 두렵지만 상대가 내 영역 안으로 들어오는 것도 두렵습니다.

그러나 모든 일에는 상반성의 원리가 작동합니다. 인생은 쾌와 불쾌가 끊임없이 오가는 구릉지를 가로지르는 것과 같습니다. 골짜기가 깊으면 봉우리도 높은 법입니다. 어제가 나빴더라도 오늘은 얼마든지 좋을 수 있습니다. 오늘은 비가 오는 궂은 날이었다면, 내일은 내 앞에 밝은 햇살이 눈부시게 비칠지 모릅니다. 어제의 슬픔은 내일의 행복으로 건너가기 위해 거쳐야 할 관문입니다. 건강도 마찬가지입니다. 고통과 통증은 건강으로 넘어가는 데 지나는 징검다리와 같습니다. 성장통이 없는 성장은 있을 수 없으며, 근육통이 없는 신체 단련은 존재하지 않습니다. 아프면 건강을 돌아보게 됩니다. 통증을 통해 자가 면역을 얻게 되고 병을 통해 자연치유력의 힘을 깨닫게 됩니다.

 일찍이 데카르트는 인간을 생각하는 기계로 보았습니다. 그는 영혼과 육체가 분리되어 있으며, 영혼은 이성이, 육체는 기계적 인과관계가 작동의 근원이라고 생각했습니다. 전형적인 근대적 인간관입니다. 이런 인간관에 따라 신체를 바라보면, 질병은 기계의 고장과 같고 통증은 고장을 알리는 알람과 같습니다. 경고등이 켜졌는데 아무런 조치를 취하지 않고 있으면 결국 기계는 멈춰서고 맙니다. 기름칠을 하고 나사를 조이고 연료를 공급해야 기계는 계속 돌아갈 수 있습니다.

 하지만 최근에는 이러한 근대적 인간관을 극복하고 대체의학을 중심으로 통증을 성장과 치유의 과정으로 보는 유기적 인간관이 대두되었습니다. 몸과 정신은 분리되어 있지 않고 서로 연결되어 있으며, 정신이 육체에, 반대로 육체가 정신에 영향을 미칠 수 있다고 이해합니다. 통증은 아무 이유도 목적도 없이 나타나지 않습니다. 침구사가 적재적소에 침을 꽂으면 환자는 아파서 비명을 지릅니다. 정확한 처방에 의한 약물은 정신이 혼미할 정도로 아찔한 약효를 발휘합니다. 동시에 우리는 정신력과 의지로 통증을 제어할 수 있고 그 위력을 누그러 뜨릴 수도 있습니다.

호전반응은 도리어 몸이 좋아지고 있는 신호와 같습니다. 아플수록 그만큼 병세가 빠르게 호전되고 있다는 뜻입니다. 이번 장은 호전반응이 무엇이며, 어떠한 원리를 통해 일어나는지 살펴보고자 합니다.

호전반응의 정의

오래전부터 한의학이나 약학에서는 호전반응을 연구해왔습니다. 일예로, 허준의 『동의보감』에는 '만약 약을 먹었는데 명현현상이 일어나지 않으면 고질병이 낫지 않는다若藥不暝眩 厥疾不療.'는 구절이 있습니다. 예로부터 명현현상을 병세가 호전되는 데 중요한 단서로 여긴 것입니다. 여기서 명현현상은 '어둑할 명暝'에 '아찔할 현眩'을 써서 말 그대로 약을 먹으면 눈앞이 깜깜해지고 아찔하다는 뜻입니다. 두 한자 모두에 '눈 목目'자를 쓴 게 의미심장합니다. 여기에는 중국의 황제였던 고종이 "약을 먹고 눈을 멀 정도가 아니면 효험이 없다."고 말한 고사가 전해집니다. 명현현상은 뜻하지 않은 약의 부작용副作用이면서 원리를 거스르는 역작용逆作用이라는 사실을 말해

줍니다.

  허준의 말은 본래 중국 『서경』의 「설명設命」편에 나옵니다. 여기에도 '만약 약을 먹었는데 명현현상이 일어나지 않으면 고질병이 낫지 않는다若藥不瞑眩 厥疾不瘳.'라는 문장이 등장합니다. 『맹자』에 실린 당나라 공영달의 소疏를 보면, '명현현상이라는 것은 사람을 번민하게 한다는 의미가 있다瞑眩者 令人悶之意也.'고 뜻을 풀이합니다. 뿐만 아닙니다. 일본의 『약징藥懲』이라는 의학서적에는 병도 독이고 약도 독이니 독한 약을 명현하게 써서 병을 치료해야 한다고 말하고 있습니다. "독약이 병에 적중하면 반드시 명현현상이 일어난다. 명현현상이 일어나면 병도 따라서 제거된다. 병독이 체표에 있으면 땀이나고, 상부에 있으면 구토하고, 하부에 있으면 설사를 하기 마련이다. 그러므로 토하는 약이 아닌데도 구토를 하고, 설사약이 아닌데도 설사를 하며, 발한약이 아닌데도 땀이 난다夫毒藥中病則必瞑眩也 瞑眩也, 則其病從而除, 其毒在表則汗, 在上則吐, 在下則下 於是乎, 有非吐劑而吐, 非下劑而下, 非汗劑而汗者." 우리나라에서도 조선 후기에 나온 『방약합편方藥合編』이라는 책에 명현이라는 개념이 나옵니다. 책은 대극大戟이라는 독이 든 약재를 설명하면서 대극이 독이 있기 때문에 수종水腫과 징견을 치료하는 과정에서 명현현상이 일어날 수 있다고 명시하고 있습니다.

이처럼 한의학에서 말하는 명현현상은 이 책의 주제인 호전반응의 다른 명칭입니다. 호전반응은 의사가 환자에게 처방한 약을 투약하여 치유가 일어나는 과정에서 예기치 않게 일시적인 격화나 이상 증세가 유발하였다가 완쾌되는 과정을 말합니다. 호전반응은 이러한 과정 전체를 포괄적으로 언급하는 명칭이라면, 명현현상은 특히 호전반응에서 일어나는 증세에 집중한 명칭입니다. 호전반응은 과학적으로 입증되지 못했기 때문에 최근까지 대체의학으로 치부되거나 일부 몰지각한 건강보조식품 판매자들의 상술로 매도당해왔습니다. 하지만 한의학의 약리적 효과와 함께 동양 침술과 섭식, 운동과 명상에 관한 다양한 건강상 이익이 연구되면서 서양의학계에서도 호전반응을 과학적으로 검증하고 인정하는 분위기입니다.

호전반응은 현재 다음의 다섯 가지 원리를 통해 과학적으로 활발히 연구되고 있으며, 그 기반이 되는 임상 결과는 이미 충분히 확보되어 있는 상태입니다. 이번 장에서는 호전반응의 원리와도 같은 다섯 가지 원칙을 하나씩 살펴보면서 호전반응의 의미와 역할에 대해 배워보려고 합니다.

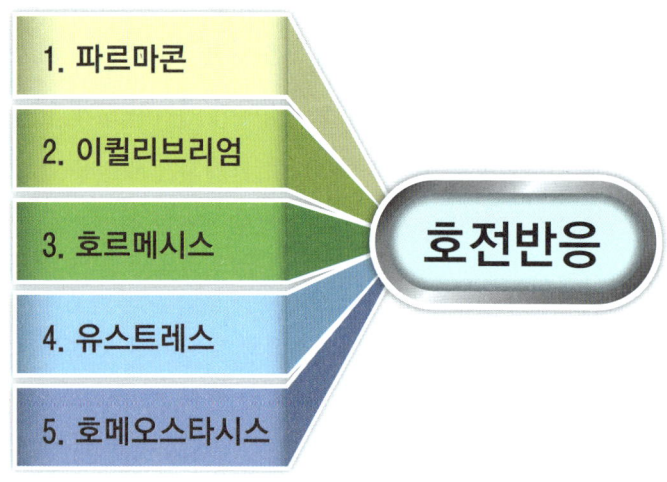

〈호전반응을 과학적으로 설명해주는 다섯 가지 원칙〉

파르마콘의 두 측면 – 어머니가 입덧을 하는 이유

고대 그리스에서 '약'이나 '치료제'를 뜻하는 '파르마콘pharmakon이라는 단어에 '독'이라는 뜻도 함께 들어 있다는 사실을 말해주면 대부분의 사람들이 깜짝 놀랍니다. 전혀 몰랐다고, 몇 번이고 되묻는 분들도 계십니다. 아마도 두 단어가 반대말처럼 느껴지기 때문인가 봅니다. 그런데 실제로 고대 그리스인들에게 약은 곧 독이었고, 독은 곧 약이었습니다. 파르마콘은 읽는 사람에 따라 약도 되고 독도 되었죠. 이처럼 고대 그리스인들은 언뜻 상반된 의미를 지닌 파르마콘이라는 단어를 일상에서 아무런 어려움 없이 썼습니다. 그리고 바로 이 파르마콘이라는 단어에서 오늘날 약제학이나 조제약, 약국을 뜻하는 영단어 파머시pharmacy가 파생했습니다. 우리 주변에서 늘 볼 수 있는 약국이 과거에는 약과 독을 함께 조제하던 곳이었다니 좀 아이러니 합니다.

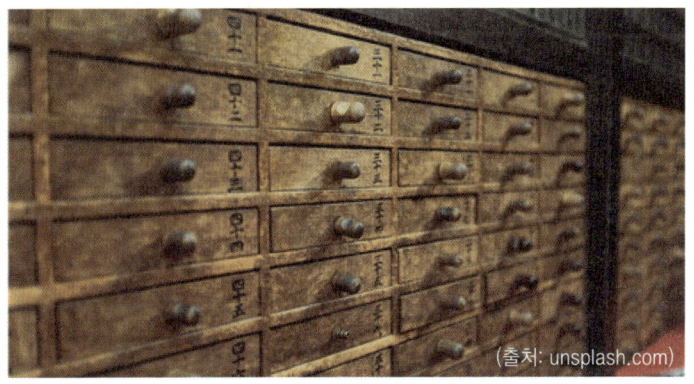

파머시라는 단어에서 약은 동시에 독이었다는 사실을 알게 된다.

말이 나온 김에 어원 이야기를 좀 더 해보죠. 그렇다면 한자로 독毒은 어디에서 왔을까요? 독은 '주로 주主' 자에 '어미 모母' 자가 합쳐져 만들어진 글자입니다. 한자의 어원에서 독은 본디 어머니에게 관련된 물질이었음이 드러납니다. 예나 지금이나 아기를 가진 산모에게 가장 중요한 게 바로 독을 피하는 일이었기 때문입니다. 일반적으로 어머니가 되면 평소 잘 먹던 음식도 먹지 못하게 됩니다. 바로 입덧 때문이죠. 파르마콘의 의미에서 보자면, 입덧의 원리는 간단합니다. 뱃속에 있는 아기를 지키기 위해 어머니는 음식에 들어있는 소량의 독도 본능적으로 토해내려고 합니다. 이를 뒤집어 생각해보면, 평소 우리가 아무렇지 않게 먹던 음식에는 모두 어느 정도 독이 들어있었다는 말이 됩니다. 비록 그 양이 너무 적어서 아무런 느낌이 들지 않았을 뿐이죠. 어른들이 언제나 밥 잘 먹으라고, 음식이 약이라고 말씀하시는데, 사실 그 말씀은 어떤 면에서 독을 삼키라는 말과 진배없습니다.

자고로 모든 식물은 곤충과 동물들에게 뜯어 먹히는 운명을 타고 났습니다. 송충이는 솔잎을, 누에는 뽕잎을, 양과 염소는 들풀을 뜯어 먹고 삽니다. 식물의 입장에서는 남들처럼 발이 달려서 도망갈 수 있는 처지도 아니기 때문에 그냥 저들의 먹이가 될 수밖에 없죠. 그렇다고 마냥 앉아서 당하고 있을 수만은 없었기 때문에 지구상의 모든 식물들은 진화를 거치며 자체적으로 살아남기 위한 전략을 수립했습니다. 이른바 자기보존 메커니즘을 위해 화학전을 개시한 거죠. 동물이 마음껏 뜯어 먹지 못하도록 내부에서 독소를 만들어 내게 된 겁니다. 이 독소들 중에는 우리 몸에 별다른 영향을 끼치지 않는 물질에서

부터 소량이라도 삼키면 온몸이 마비되어 죽을 수도 있는 맹독성 물질에 이르기까지 다양한 화학성분이 포함되어 있습니다. 물론 식용식물이라고 독소가 없는 건 아닙니다. 맛있다고 맘놓고 많이 먹다가는 중독될 수도 있습니다.

이러한 개념은 최근 스티븐 건드리Steven R. Gundry 박사가 '식물의 역설plant paradox'이라는 말로 설명하면서 세계적으로 유명해졌습니다. 그는 우리가 흔히 '슈퍼푸드'라고 부르는 식물 중에도 렉틴Lectin이라는 독소가 들어있다고 밝혀낸 학자입니다. 건강을 생각해서 평소 채소나 녹즙을 많이 먹는 사람들일수록 체내에 이러한 렉틴이 과도하게 축적되어 있고, 미처 배출되지 못한 렉틴은 몸 구석구석을 돌아다니며 온갖 건강 문제를 일으킨다는 것입니다. 정말 건강식품의 배신이라고 불러도 그리 틀린 말은 아닐 겁니다. 토마토나 오이, 호박, 통곡밀, 콩 등에 다량으로 들어있는 렉틴 단백질은 채식주의자들의 건강을 위협하는 대표적인 독소입니다. 자, 어떤가요? 약이 때로는 독이 될 수 있다는 파르마콘의 역설이 어머니의 입덧과 식물의 자기보존 메커니즘에서도 똑같이 발견되지 않나요? 이러한 역설은 뒤이어 호전반응을 설명하는 중요한 과학적 근거를 제공해 줍니다.

이퀼리브리엄 – 중간이 가지는 의미

 어원 이야기가 나왔으니 조금 더 영어 이야기를 해보겠습니다. 약을 뜻하는 단어로 영어에 메디신medicine이라는 낱말이 있습니다. 약이라는 뜻과 함께 '의학'이라는 뜻도 함께 가지고 있는 단어죠. 메디신은 중간을 의미하는 '메디medi-'와 기술을 의미하는 '키네cine'가 합쳐져 만들어진 단어입니다. 말 그대로 약, 혹은 의학은 우리 몸을 '중간'으로 만들어 주는 기술이라는 뜻이 됩니다. 여기서 대체 중간이라는 게 무슨 의미일까요? 쉽게 말해, 좌로나 우로나 치우치지 않은 상태, 즉 신체적 평형을 맞춘 상태를 의미합니다. 여기서 신체적 평형, 즉 이퀼리브리엄equilibrium은 몸의 신진대사가 원활하게 일어나고 신체적으로나 정신적으로 밸런스가 맞는 상태를 말합니다. 그럼 과연 메디신이 이퀼리브리엄과 무슨 상관이 있을까요?

 이야기를 이렇게 돌려 봅시다. 정상인의 체액은 평소 pH 7.35에서 7.45의 범위를 유지한다고 합니다. 여기서 pH('페하'라고 부른다)는 수소 이온 농도를 나타내는 지표로 과학에서는 7을 중간 pH값으로 정의하고 있습니다. 즉 pH가 7 미만일 때를 산성, 7 이상일 때를 알칼리성이라고 말하는 거죠. 결국 우리 몸은 중성에서 약알칼리성으로 조금 치우쳐져 있다고 보면 됩니다. 우리 몸의 체액이 이처럼 7을 약간 웃돌 때를 의학에서는 가장 건강하고 이상적인 상태로 규정합니다. 반대로 몸이 너무 산성화되어 있거나(pH 7 이하) 너무 알칼리화되어 있을 때에는 (pH 7 이상) 몸에 여러 이상반응이 일어나며 장기가 제 기능을 발휘하지 못하게 됩니다. 대표적인 이상반응이 체내 삼투압 과정에 교란이 오는 것입니다.

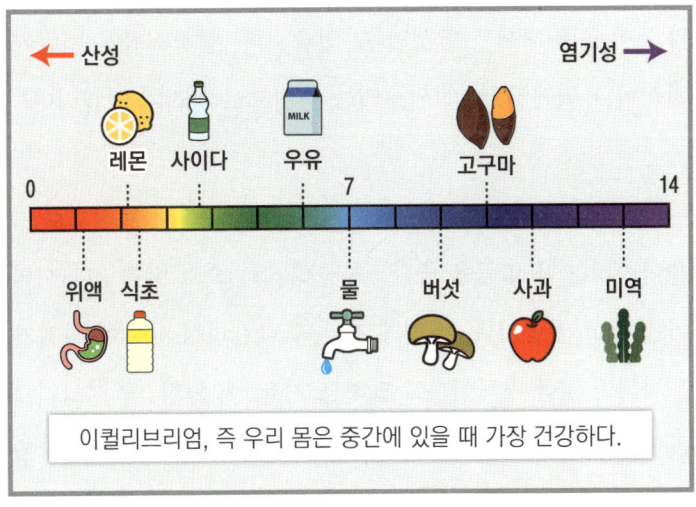

신체의 pH가 어그러졌을 때의 예를 들어보겠습니다. 몸이 지나치게 산성화되면 소위 '애시도시스acidosis'가 발생합니다. 산을 뜻하는 '애시드acid'와 상태를 의미하는 '시스-sis'가 합쳐진 말로 혈액 중 산성의 비중이 비정상적으로 증가하거나 알칼리성이 비정상적으로 감소한 상태를 일컫습니다. 우리말로 산독증酸毒症이라고도 하죠. 애시도시스는 산성 식품을 많이 먹거나 호흡 문제로 이산화탄소가 배출되지 못할 때 일어나며 당뇨병이나 고혈압, 신장병, 뇌일혈 같은 성인병의 주범으로 알려져 있습니다. 반대로 혈액 중 알칼리성이 비정상적으로 증가하거나 산성이 비정상적으로 감소하면 '알칼로시스alkalosis', 즉 알칼리증이 발생합니다. 알칼로시스 역시 식습관뿐만 아니라 호흡을 통해서도 발생할 수 있습니다. 알칼리증은 기관지천식이나 위궤양, 암을 일으키는 병인으로 알려져 있습니다.

  약을 뜻하는 메디신은 이처럼 애시도시스나 알칼로시스로 기울어지려는 우리 몸을 중간, 즉 중성(pH 7)으로 맞춰준다는 의미를 갖고 있습니다. 이렇게 산성과 알칼리성 사이에 신체가 유지되는 것을 평형이라고 말하는 거죠. 이 평형, 즉 이퀼리브리엄의 개념은 호전반응을 설명하는 중요한 과학적 근거가 됩니다. 우리 몸에는 생리적으로 단순히 신체가 수평을 맞추는 것뿐만 아니라 체내에 들어있는 모든 체액과 장기의 기능 및 역할도 평형을 맞추어주는 자동장치가 내장되어 있습니다. 이 자동장치가 깨지게 되면 몸은 급속도로 아프거나 병들게 되죠. 호전반응은 이러한 불균형과 무질서를 원상태로 돌리려는 이퀼리브리엄의 메커니즘으로 설명할 수 있습니다.

호르메시스 – 용량이 독을 만든다

　이퀄리브리엄은 이후 약에 대한 관점에 일대 변화를 가져왔습니다. 즉 뭐든 중간을 유지할 때는 약이 되지만, 한쪽으로 과도하게 기울면 독이 된다는 기술적 정의가 만들어진 거죠. 일찍이 해부학자로도 유명했던 중세 의학자 파라켈수스는 이와 관련하여 '오로지 용량이 독을 만든다dosis sola facit venenum.'는 유명한 말을 남겼습니다. 체액설을 주장했던 갈레누스의 이론을 생전에 다양한 해부 경험으로 논박했던 파라켈수스는 세상에 존재하는 모든 것에 독이 없는 것은 없으며 약초에도 피할 수 없는 독성이 들어있다고 주장했습니다. 앞서 언급했던 식물의 역설을 상기하기 바랍니다. 문제는 물질이 아니라 용량에 있다는 겁니다. 아무리 좋은 약이라도 너무 많이 복용하면 몸에 독이 될 수 있고, 반대로 독이라도 적당히 쓰면 몸에 좋은 약이 될 수 있습니다.

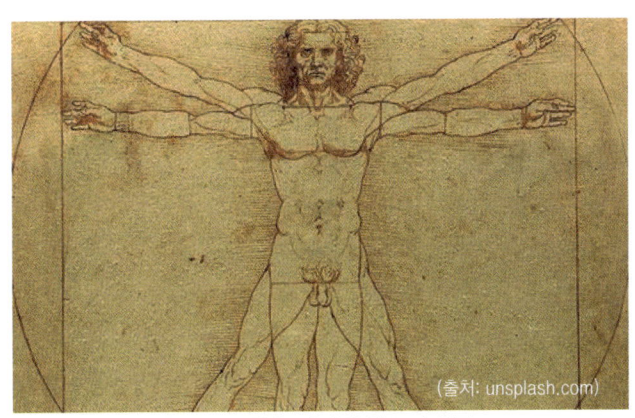

(출처: unsplash.com)

신체의 균형은 건강의 척도가 된다.

우리 주변에 흔한 재료들을 조금만 관심을 가지고 살펴보면, 용량만 조절해도 독이 아니라 얼마든지 약으로 쓰일 수 있는 것들이 많습니다. 마늘의 알리신 성분, 양배추의 설포라판, 카레의 커큐민, 블루베리나 카카오에 들어있는 폴리페놀과 플라보놀, 당뇨병 치료제로 알려진 메트포르민, 탈모 치료제로 쓰이는 미녹시딜 등 그 종류를 헤아릴 수 없을 정도로 많죠. 세계대전에서 은밀하게 화학전 가스로 실험되었던 머스터드(겨자)의 기본 유도체 중 일부가 암세포를 저지한다는 사실을 발견하고는 항암제 개발에 응용되었다는 이야기는 그 중에서 매우 유명한 사례에 속합니다. 심지어 폭약을 만드는 재료로 알려졌던 니트로글리세린은 훗날 협심증 치료제로 사용되었으니까요. 놀랍죠? 용량으로 독도 되고 약도 되는 겁니다.

파라켈수스의 이론은 오늘날 명현현상이나 호전반응과 관련하여 다시 주목받고 있습니다. 과거 서양 의학은 물질을 나눌 때 약과 독을 구분하는 일방적인 기준을 적용하여왔는데, 최근 과학기술의 발달로 각종 물질의 기작機作이 정확히 확립되면서 용량의 중요성이 중요한 기준으로 다시금 대두되었기 때문이죠. 여기에서 서구의 학자들이 오랫동안 동양사상의 핵심으로 여겨졌던 음양의 조화와 중용의 미덕을 재발견하게 됩니다. 아무리 몸에 좋은 물이라도 너무 많이 마시면 몸을 축낼 수 있고,

심하면 사망에 이를 수도 있습니다. 또한 특정 화학물질의 독성은 개인 신체에 들어가는 용량에 따라 전혀 다른 효과를 낼 수도 있습니다. 나에게 독인 물질이 남에게 약이 될 수 있는 거죠. 이러한 발견은 최근 식품이나 화학물질, 그밖에 환경 내 다양한 오염물질의 최대 허용치를 정하는 공공 보건 기준의 기초를 제공했습니다.

미량의 독은 때로 새로운 활력과 성장을 가져다주기도 합니다. 독일의 약학자였던 휴고 슐츠Hugo Schulz는 효모에 미량의 독을 넣었더니 성장이 수십 배 빨라지는 현상을 발견하고 1888년 독이 때로는 생명체에게 약으로 쓰인다는 이론을 발표했습니다. 그의 이론은 독일의 의사였던 루돌프 아른트Rudolph Arndt의 연구로 뒷받침되었습니다. 그는 미량의 독극물을 동물에게 투여하는 실험을 실시했고, 그들 중에서 더 성장이 빠른 건강한 개체를 얻어낼 수 있었습니다. 독이 유기체를 죽인 게 아니라 반대로 살린 셈이죠. 이 현상을 최초로 '호르메시스horme-sis'라고 부른 학자는 1943년 미국의 체스터 사우드햄Chester M. Southam이었습니다. 독이 신체에서 마치 호르몬hormone처럼 활동한다는 의미에서 붙인 이름이었습니다.

호르메시스는 미량의 독소를 통해 신체적 자극을 주어 다양한 물리적, 화학적, 생물학적 촉진을 유발하는 현상의 대명사가 되었습니다. 이후 적은 양의 독극물이 해롭지 않은 수준의 가벼운 스트레스를 가해 생명체의 면역력을 증진시키고 수명을 연장시킨다는 연구가 줄을 이었습니다. 그중 대표적인 연구가 토머스 럭키Thomas Donnell Luckey가 시행한 방사선 실험입니다. 그는 대전 이후 대중들이 원자탄 피폭에 대한 과도한 두려움을 갖는 것을 보고 과연 어느 수준의 방사선이 신체에 치명적인 해가 되는지를 연구했습니다. 그 일환으로 1970년 미국의 아폴로 우주계획에 참여한 우주비행사가 우주에서 장기간 방사선에 노출되었을 때 건강에 어떤 영향이 있는지 면밀히 조사를 진행했는데, 그는 결과를 접하고 깜짝 놀라고 말았습니다. 저선량의 방사선low-level radiation이 우주비행사들의 신체 면역력을 높이고 노화를 억제하는 긍정적 효과가 있다는 사실을 밝혀낸 것입니다. 대중의 통념과 달리, 방사선이라고 해서 무조건 몸에 나쁜 게 아니라 미량의 방사선은 오히려 건강을 증진시킨다는 역설을 보여준 셈이죠.

최근 호르메시스 개념은 인간 노화의 관점에서 광범위하게 연구되고 있습니다. 1989년, 면역학자인 데이비드 스트라칸David Stracha은 흥미로운 가설을 하나 세웠습니다. 선진국일수록, 부유한 가정의 아이일수록, 위생관념이 투철할수록, 그러한 집의 자녀에게 더 빈번한 아토피 질병 사례가 보고된다는 것입니다. 반대로 후진국일수록, 가난한 가정의 아이일수록, 위생관념을 별로(?) 신경 쓰지 않는 집의 자녀에게는 알레르기나 면역 관련 질병 비율이 훨씬 낮았습니다. 신기하지 않습니까? 스트라칸은 이러한 통계를 바탕으로 아이에게 손위 형제자매가 있는 것, 대가족과 함께 북적거리며 사는 것, 과도하게 위생적이지 않은 환경에서 사는 것이 아동기에 천식과 알레르기가 발병하지 않는 조건이라고 주장했습니다.

그의 주장에 사람들은 경악했습니다. 평소 사람들은 막연하게 깨끗한 환경에서 아이를 키우는 게 건강에 좋다고 생각했기 때문입니다. 사실 어느 정도 그러한 생각은 틀리지 않았습니다. 문제는 결벽에 가까운 지나친 위생관념이었습니다. 아토피를 앓는 많은 선진국의 아동들이 실지로 평균 목욕 회수가 개발도상국가 일반 아동의 그것보다 훨씬 많았으니까요. 결국 그의 위생가설은 지나치게 깨끗하고 지나치게 질병이 없는 상태가 도리어 아이의 건강에 도움이 되지 않는다는 전제에 기반합니다. 이러한 개념들 역시 이퀼리브리엄과 함께 호전반응을 설명하는 좋은 과학적 토대를 제공하게 됩니다. 어쩌면 용량이 독을 만든다고 주장한 파라켈수스는 미래에 이런 상황이 벌어질 것을 미리 알고 있었는지도 모르겠습니다.

유스트레스 – 스트레스의 반전

'자극'을 뜻하는 그리스어 호르메시스를 영어로 옮기면 아마도 스트레스stress라고 할 수 있을 겁니다. 우리는 스트레스는 마냥 나쁘다고만 생각합니다. 하지만 때로 스트레스는 건강에 유익을 주기도 합니다. '스트레스의 아버지'로 불리는 한스 셀리예Hans Hugo Bruno Selye는 스트레스의 긍정적인 기능을 연구한 학자로 유명하죠. 생리학자였던 그는 1936년에 신체가 외상이나 전염병 등의 자극을 받으면 뇌하수체에 특이한 반응이 일어나는 것을 목격했습니다. 그는 쥐를 대상으로 한 일련의 실험을 통해 스트레스가 질병을 일으키는 원인도 되지만 동시에 삶에 적절한 자극이 되기도 한다는 가설을 발표했습니다. 그는 신체에 부정적인 영향을 미치는 스트레스를 '디스트레스distress'라고 불렀고, 반대로 긍정적인 영향을 미치는 스트레스를 그리스어로 '좋다eu-'는 뜻의 접두어를 붙여서 '유스트레스eustress'라고 불렀습니다.

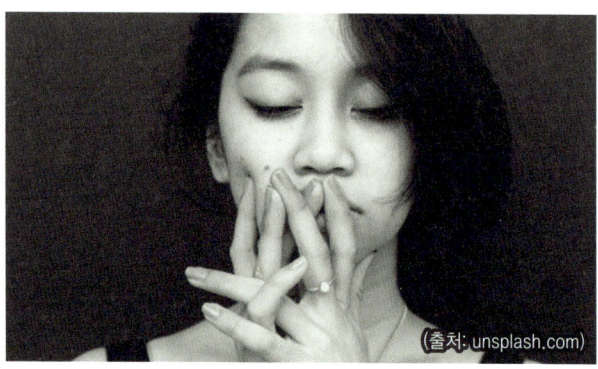
(출처: unsplash.com)

스트레스는 때로 건강에 도움이 된다.

좋은 스트레스라니 '동그란 네모' 같이 형용모순처럼 들립니다. 하지만 유스트레스는 앞서 말한 호르메시스와 같은 역할을 한다고 볼 수 있습니다. 어느 정도 오염원pollutant에 노출된 아이가 평소 면역질환에 훨씬 방어적이라는 내용을 상기하시기 바랍니다. 마찬가지로 어느 정도의 스트레스는 신체의 면역기능에 도움을 줍니다. 셀리에 박사는 일상에서 나쁜 스트레스를 줄이고 좋은 스트레스는 늘리라고 조언합니다. 그는 삶에서 적당한 자극을 받은 신체를 더욱 민활하게 돌아가도록 기계에 칠하는 기름칠에 비유했습니다. 적절히 닦고 조이고 기름칠을 해주지 않으면 기계는 삐걱거리다가 결국 멈춰서고 말 것입니다. 아름다운 상대와 나누는 짜릿한 첫 키스처럼 일상에 즐거움을 주는 유스트레스는 디스트레스를 날려버릴 수 있게 도와주는 청량제와 같은 역할을 합니다. 이처럼 잘만 이용하면 스트레스는 만병의 근원이 아니라 인생에서 만나는 멋진 선물이 될 수 있습니다.

호전반응 역시 일상에 불유쾌한 느낌을 줄 수 있습니다. 세상에 모든 새들은 날갯짓을 하고 하늘을 날아오를 때 바로 공중부양 하듯 솟아오르지 않습니다. 일단 날기를 시작한 지점보다 더 저점으로 떨어집니다. 그러다가 점차 속도를 붙이며 하늘로 치솟아 오르죠. 마찬가지입니다. 건강을 향해 나아가는 길은 처음부터 상승이 있지 않습니다. 도리어 하강이 기다리고 있죠. 완전히 고통에서 배제된 삶은 박물관의 박제된 미라에게나 가능한 일일 겁니다. 생리적 작용을 토대로 생존해 가는 모든 유기체는 시간 속에서 일정한 압력과 통증을 느낄수밖에 없습니다. 호전반응을 매끄럽게 통과할 때 비로소 건강한 나를 만날 수 있습니다.

호메오스타시스 - 평형의 중요성

만유인력의 법칙을 정립한 뉴턴은 세상의 모든 움직이는 물체가 외부의 다른 힘을 받지 않는다면 꾸준히 등속운동을 할 것이라고 전제했습니다. 이런 주장은 이후 고전역학의 원칙이 되었습니다. 우리가 느끼는 관성이라는 힘도 이러한 움직임의 항상성이 만들어낸 것이라는 거죠. 자연은 균형을 좋아합니다. 일시적인 불균형이 일어날 때에도 금세 원상태로 돌아가려는 복원력을 가지고 있죠. 우리는 이런 사례를 「내셔널지오그래픽」 다큐만 봐도 얼마든지 알 수 있습니다. 지구 해수면의 온도가 급격히 올라가면 적도 부근의 바다가 데워지면서 가벼워진 공기가 빠르게 상승합니다. 문제는 그 속도가 너무 빠르다 보니 바다 표면이 일시적으로 진공 상태가 되죠. '자연은 진공을 싫어한다Nature hates a vacuum.'는 말이 있습니다. 주변

차가운 공기는 그 진공을 채우려고 순식간에 한 곳에 몰리며 태풍이 발생합니다. 개중에 대형급 태풍은 사람에게 엄청난 피해를 주기도 하지만, 역설적으로 지구 대기의 전반적인 온도 균형점을 맞추려면 반드시 일어나야 하는 자연현상이기도 합니다.

그런데 물리계뿐만 아니라 우리 몸에도 항상성이 있습니다. 신체의 항상성恒常性이란 우리 몸이 외부 환경의 변화에 대하여 신진대사의 생체리듬을 일정하게 유지하려는 성질을 말합니다. 한쪽으로 치우치면 그만큼 반대편으로 이동하여 몸의 평형을 맞추려는 신체 반응입니다. 항상성은 신체의 자기조절능력이자 일종의 자정능력으로 우리가 평소 이를 의식하지 않아도 알아서 자동적으로 작동하는 기작機作입니다. 온도가 비정상적으로 오를 때 자동적으로 태풍이 불어 바닷물을 저어주는 것과 같은 이치입니다. 쉽게 말해, 우리 몸은 특별히 신경을 쓰지 않아도 자동적으로 맞춰지는 오토매틱 균형점을 가지고 있다는 말입니다.

인체의 항상성을 처음 발견한 사람은 1859년경 프랑스의 생리학자이자 콜레주 드 프랑스의 교수인 클로드 베르나르Claude Bernard로 알려져 있습니다. 그는 인간을 여러 가지 변화하는 외부 조건에 맞춰 내부 환경을 일정하게 유지하는 '감탄할만한 기계une machine admirable'로 보았습니다. 생체 내부의 항상성이 깨지면 질병을 초래한다고 생각했죠. 나아가 인간을 포함하여 모든 동식물과 무생물은 거대한 '상생의 원리le principe de l'harmonie'를 기반으로 서로 유기적으로 연결되어 있다고 보았습니다. 신체 안에 작용하는 항상성이 신체 밖에도 있다고 본 것입니다. 그는 평소 "실험실은 의과학의 신전이다."라는 신념을 가지고 실증적 데이터와 실험 결과만을 수용했으며 동물 해부를 통해 항상성과 내분비라는 개념을 처음 도입한 인물로 평가받고 있습니다.

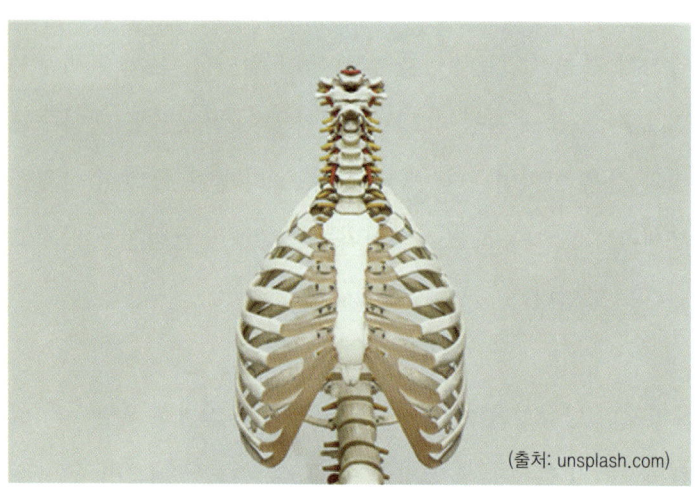

인간의 몸은 항상성을 가지고 있다.

베르나르가 항상성의 원리를 제시하기는 했지만, 항상성이라는 용어를 만든 인물은 따로 있습니다. 월터 캐논Walter Bradford Cannon이 바로 그 인물입니다. 하버드대학의 생리학자였던 그는 1932년 스트레스라는 개념을 통해 처음으로 인간의 투쟁-도피 반응fight-flight response과 항상성이라는 생리적 균형을 설명했습니다. 신체에 일정한 안전계수라는 게 있어서 평소 항상성의 범위 안에 있으면 신체가 건강하게 유지될 수 있다고 보았습니다. 신체는 안전계수 안에서는 주어진 환경과 유기적으로 관계를 맺으며 평형상태를 유지하지만, 부득이한 환경에서 그 안전계수를 벗어나게 되면 신체의 평형이 깨지면서 죽음에 이르게 된다는 것입니다.

여기서 항상성, 즉 호메오스타시스homeostasis라는 단어는 그리스어로 '같다'는 뜻의 호모이오스homoios와 '멈춰있다' '상태'라는 뜻의 스타시스stasis가 합쳐진 말입니다. 즉, 우리 몸이 가지고 있는 동일한 상태를 그대로 유지하려는 성질을 지칭합니다. 우리 몸이 갖는 항상성의 범위는 다양합니다. 체온과 혈압, 체액의 삼투압이나 혈당량 등을 비롯하여 세균에 대한 저항력이나 피부의 재생력 등 전반적인 생체 기능에 항상성이 작동합니다. 신장은 체내 수분과 이온 균형을 맞춰주는 중요한 기관입니다. 과다한 수분과 이온은 오줌으로 배설하여 신체의 항상성을 맞춥니다. 뿐만 아닙니다. 평소 운동을 하지 않던 사람은 항상성 때문에 조금만 움직여도 숨이 차고 금방 까무러칠 것처럼 힘이 듭니다. 반대로 하루에 한두 시간은 꼬박 운동을 해오던 사람은 하루라도 헬스장을 거르면 몸이 찌뿌듯해서 견딜 수가 없습니다. 이렇게 몸에 밴 습관이나 삶의 방식도 항상성을 가지고 신체를 지배합니다.

 몸의 호전반응 역시 이와 같습니다. 인간의 몸은 소우주와 같습니다. 우주cosmos는 질서입니다. 질서는 혼돈chaos을 싫어합니다. 조금이라도 몸에 혼란이 일어나면 바로 항상성의 기제가 작동하기 시작합니다. 항상성은 기본적으로 변화를 감지하는 센서sensor와 환경을 조절하는 효과 기작effector mechanism, 그리고 그 둘을 연결하는 음성 피드백negative feedback을 필요로 합니다. 모든 호메오스타시스는 센서(수용기)가 환경의 변화를 감지하고 그 결과를 뇌로 보내며 뇌는 곧바로 효과 기작을 발휘합니다. 실제로 신체에서 근육이나 장기가 반응하여 음성 피드백(되먹임)을 보내는 구조를 갖습니다. 이러한 일련의 과정을 통해 우리 몸은 완벽한 통제 시스템 안에서 평형을 맞추게 됩니다. 호전반응은 이러한 일시적 혼돈을 바로 잡아 항상성을 맞추려는 상태를 말합니다.

항상성은 앞서 설명한 이퀼리브리엄, 즉 동적평형dynamic e-quilibrium이라는 개념으로도 설명할 수 있는데, 이는 본래 화학반응에서 서로 반대되는 두 변화가 같은 속도로 진행되어 실제로 움직이고 있으나 겉으로는 정지해 있는 것처럼 보이는 상태를 말합니다. 우리 몸은 끊임없이 정중동의 작동 속에 있으며 양극단의 균형을 맞추는 평형 속에서 건강을 유지할 수 있습니다. 질서가 있는 모든 것은 시간이 지나면서 불가피하게 무질서해집니다. 그 무질서를 질서로 되돌리려는 인간들의 처절한 발버둥만이 문명사에 존재할 뿐이죠.

비근한 예로 동네에 빈 집이 한 채 있다고 가정해봅시다. 집주인은 집안의 기물과 가전제품, 심지어 반려견까지 그대로 둔 채 어느 날 소리 소문 없이 야반도주를 했습니다. 처음에는 대부업체에서 보낸 사람이 왔다 가고, 다음에는 구청에서 파견된 사람이 확인 차 다녀갑니다. 그렇게 한 달 두 달 지나고 우리의 기억 속에 집주인에 대한 그림자마저 사라질 때쯤, 이제 그 집은 아무도 가지 않는 인적조차 드문 폐가로 전락합니다. 사람의 손이 닿지 않으면 제 아무리 번듯한 주택이라도 주변에 잡초가 무성하게 자라고 문이며 벽이며 삭고 낡아 금세 흉가로 변하고 맙니다. 처음에는 깔끔하게 정돈된 계획도시라 해도 방치해두면 언제 그랬냐는 듯 엉망이 되어 버립니다. 원자로 사고 때문에 불가피하게 폐쇄된 구舊 소련의 체르노빌 지역이나 일본의 후쿠시마 지역을 가보면 이 말을 금세 실감할 수 있습니다. 이곳이 한때 그렇게 풍요롭고 번성하던 도시였는지 의심이 들 정도죠. 그래서 인간이 쌓아올린 도시 문명의 거탑이 무질서로 낙착落着되는 걸 저항하기 위해 주기적으로 쓸고 닦고 철마다 페인트칠에 개보수를 하는 것입니다. 하지만 이것도 잠시일 뿐, 결국 질서cosmos는 난잡함이 증대하는 방향, 즉 혼돈chaos으로 진행하며 애초에 수립된 질서는 파괴될 운명을 가집니다. 이를 물리학에서는 열역학 제2법칙, 흔히 엔트로피entropy 법칙이라고 합니다. 이는 고립계에서 무질서도(엔트로피)의 변화는 항상 증가하는 방향으로 일어난다는 법칙입니다.

모든 게 가만히 두면 썩고 부패하고 낡고 닳고 해어집니다. 질서→무질서의 방향은 자연의 이치인 셈이죠. 무질서→질서로 화살표 방향을 되돌리기 위해서는 절대적으로 인간의 노력이 수반되어야 합니다. 이렇게 무질서로 떨어지는 힘은 엔트로피를 줄이려는 노력, 즉 기존 질서가 계속 유지되도록 하려는 노력을 만나 동적평형을 이루게 됩니다. 이러한 평형을 이루는 과정에서 호전반응은 일어납니다. 통痛하면 통通하게 됩니다. 아픔은 치유를 동반합니다. 양 극단은 서로 통하게 되어 있습니다. 이제 호전반응에 어떠한 증상들이 있고, 어떻게 대처해야 하는지 살펴보도록 하겠습니다.

2장

증상별 호전반응과 그 대처법

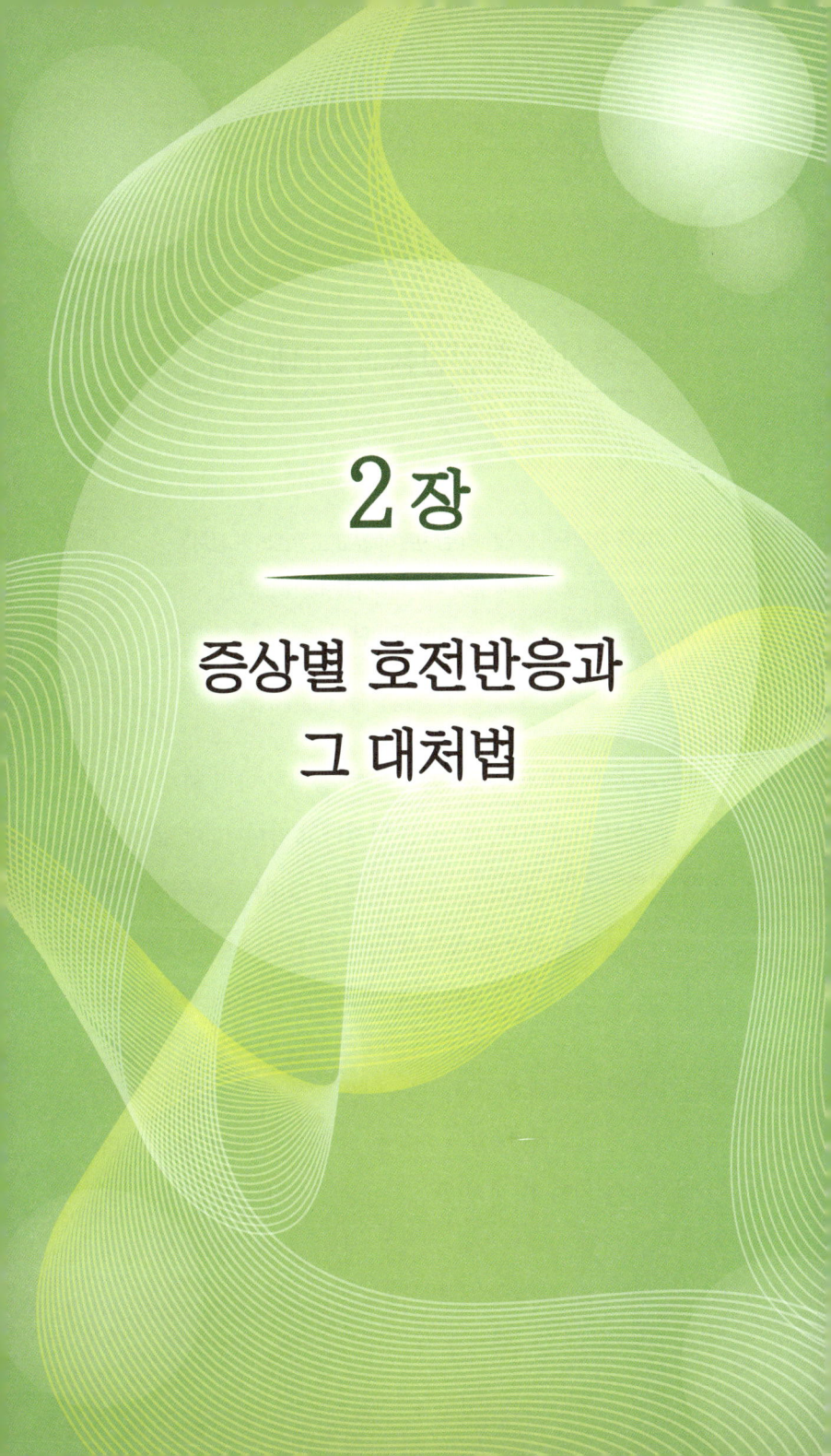

증상별 호전반응과 그 대처법

"피를 흘리는 그 어떤 것보다도 더 깊고 고통스러운 상처는
몸에 결코 나타나지 않는다."
- 로렐 K. 해밀턴 -

　서양의학의 아버지 히포크라테스는 '음식이 약이 되게 하고, 약이 음식이 되게 하라.' 는 말을 남겼다고 합니다. 이 말의 정확한 의미는 이렇습니다. '음식을 통해 약성藥性을 이해하고 여러 질병들을 음식으로 고칠 수 있어야 한다. 그리고 동시에 약에 효과가 있기 위해서는 약이 음식처럼 부담이 없어야 한다.' 이 말은 평소 약을 밥 먹듯 복용하라는 의미가 아닙니다. 우리가 매일 삼시세끼 밥을 먹듯, 약도 그렇게 부담 없이 여겨져야 한다는 말입니다. 약은 거창한 그 무엇이 아닙니다. 우리가 일상에서 먹는 한 끼의 밥, 그 이상도 이하도 아닙니다. 동시에 밥은 그냥 걸러도 되는 하찮은 게 아닙니다. 한 끼의 밥에

도 신체의 무질서를 잡을 수 있는 근거와 약효가 담겨 있기 때문입니다. 히포크라테스의 이 명제야말로 인간이 섭취하는 음식과 약의 상관관계를 매우 명확하게 보여준다고 생각합니다.

하지만 오랫동안 서양의학은 히포크라테스의 통찰력을 잊고 있었던 것 같습니다. 음식을 통한 치료를 대수롭지 않은 '대체의학alternative medicine' 내지 검증되지 않은 동양의학으로 치부했고, 그간 약의 병리적인 특성과 각종 부작용에 대해 그다지 큰 의미를 부여하지 않았습니다. 오로지 암덩이를 죽이기 위해 주변의 멀쩡한 세포까지 싹 다 태워버리고, 그로 인해 환자가 머리카락이 빠지고 잇몸이 무너지며 급기야 자살충동까지 느낄 정도로 심각한 부작용을 호소해도 당연히 참고 견뎌야 하는 것으로 설명했습니다. 칼로 피부를 찢고 환부를 째고 배를 가르고 장기를 잘라내는 것에만 집착했지 근원적으로 그런 병을 낫게 한 원인론etiology에 대해 오랫동안 별다른 관심을 갖지 않았던 것 같습니다.

특히 서양의학의 무지를 드러낸 대표적인 부분이 바로 호전반응이 아닐까 싶습니다. 체질이 바뀌고 병이 낫는 과정에 자연스럽게 생겨나는 통증을 치료의 결과로 보기보다는 치료의 대상으로 보아왔습니다. 환자가 열이 조금만 오르면 신체의 자연스러운 치유 과정이 아니라 병의 악화로 보고 손쉽게 해열제를 처방하고, 두통이나 오한을 호소하기라도 하면 득달같이 진통제를 처방했습니다. 누구에게는 너무 뻔한 이야기일지 모르지만, 열이 날 때는 열이 나야 하고 머리가 아플 때는 충분히 아파야 합니다. 열이 난다는 건 T-임파구가 몸에 침투한 세균과 열심히 각개전투를 벌이고 있다는 뜻이기 때문입니다.

그런데도 서양의학은 병의 치료를 고장 난 자동차 부품을 갈아 끼우는 것쯤으로 이해하여 망가진 장기들 들어내고 인공장기를 이식하면 병이 나아질 것으로 호도했습니다. 이렇게 서양의학은 본의 아니게 신체가 자연치유력을 발휘하는 메커니즘을 도와주기는커녕 도리어 방해하거나 중단시키는 역효과를 낳았습니다. 그래서 당장 수술을 하면 암이 씻은 듯 나은 것 같아도 몇 년 가지도 않아서 다시 재발하는 경우를 우리는 주변에서 너무 자주 보게 됩니다. 일찍이 '우리 각자 안에 있는 자연치유력이 완쾌되는 데 최고의 힘이다.' 라고 말한 히포크라테스의 조언을 귀담아들어야 할 때입니다.

이번 장에서는 이러한 자연치유력이 우리 몸에서 일어날 때 갖게 되는 다양한 증상과 그 의미, 그리고 대처법에 대해 살펴볼까 합니다. 호전반응에는 크게 다섯 가지 종류가 있습니다. 이완반응과 배설반응, 발열반응, 과민반응, 회복반응이 그것인데, 이들을 세부적으로 나누면 다시 열두 가지 종류로 갈라

집니다. 각 반응들의 특징을 잘 관찰하고 주의 깊게 대처하면 평소 섭취하는 건강보조식품이나 음식물에 대한 이해를 높일 수 있을 것입니다. 물론 신체에서 느껴지는 모든 반응이 다 호전반응인 건 아닙니다. 때로 어떤 반응들은 병세가 심각해지는 과정에서 생기는 것일 수 있기 때문에 주의를 요합니다. 어떤 것들이 호전반응이고 어떤 것들은 그렇지 않은지 나중에 살펴보도록 하겠습니다.

다섯 가지 호전반응과 그 증상들

이완반응 relaxation	■ 몸이 이완되는 과정에서 생기는 호전반응 ①졸음(나른함), 피곤함
배설반응 excretion	■ 몸의 독소를 배출하는 과정에서 생기는 호전반응 ②잦은 소변 ③대변 ④가래 ⑤빈번한 방귀 ⑥과도한 발한
발열반응 fever	■ 몸이 병과 싸우는 과정에서 생기는 호전반응 ⑦발열, 홍조
과민반응 hypersensitivity	■ 몸이 약물에 반응하는 과정에서 생기는 호전반응 ⑧두통 ⑨치통 ⑩종기, 피부발진, 가려움 ⑪위통, 복통
회복반응 recovery	■ 몸이 점차 나아지는 과정에서 생기는 호전반응 ⑫근육통, 부종

이완반응 - 왜 이렇게 늘어질까

　제일 먼저 이완반응입니다. 이완반응은 병세가 나아지는 과정에서 일어나는 가장 흔한 호전반응입니다. 때로는 호전반응이라고 콕 집어 말할 수 없을 정도로 빈번하게 관찰되며, 보통 증상이 나타나더라도 일주일 정도 지나면 언제 그랬냐는 듯 사라지기도 합니다. 이완반응으로 볼 수 있는 대표적인 증상으로는 노곤하고 졸리며 피곤함을 느끼는 것입니다. 마치 술에 취한 것처럼 해롱거리며 일에 집중력이 급격히 떨어집니다. 평소 업무나 생활에 대한 권태감을 호소하며 만사가 귀찮은 느낌이 들기도 합니다. 많은 사람들이 이완반응을 춘곤증이나 식곤증으로 오해하는 경우가 많은데, 명현현상의 하나로 이완반응은 그것들과는 성격이 다릅니다.

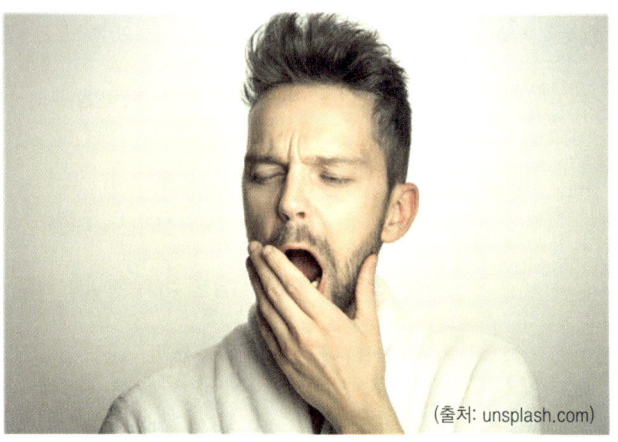

(출처: unsplash.com)

나른하고 졸린다는 건 몸이 보내는 긍정적인 신호다.

이완반응이 일어나는 대표적인 원인으로는 아픈 부위의 세포들이 약물을 통해 활성작용과 재생작용이 일어나며 전에 없던 많은 신체 에너지를 쓰는 데에 있습니다. 보통 잘 쓰지 않던 체력을 환부에 집중하다 보면 다른 기관이나 장기에 가야할 에너지가 부족해지는 일이 벌어집니다. 특히 뇌로 가야하는 에너지가 아픈 부위에 쏠리게 되면 집중력이 저하되고 피로감이 몰려오죠. 이는 라틴어로 '나누고 정복하라 divide et impera' 는 말처럼 소위 '분배의 전략'으로 설명할 수 있습니다. 우리 몸에는 한정된 양의 생체 에너지가 존재합니다. 그 정해진 에너지를 생존과 성장 및 복구에 골고루 사용해야 하는데, 자연치유의 메커니즘은 장기를 안정적으로 유지하는 것보다 당장 급한 복구 작업에 더 많은 에너지를 투여하게 됩니다.

이완반응은 매우 흔한 증상이기 때문에 많은 사람들이 다른 증상과 구별하는 데 어려움을 겪습니다. 대표적으로 호전반응과 약물반응은 증상이 유사하다 해도 그 원인과 기작에 있어 전혀 다릅니다. 사람들이 흔히 감기약을 먹고 운전대를 잡지 말라는 말을 하는데, 그 이유는 감기약에 들어있는 항히스타민 성분이 졸음과 어지러움을 유발하기 때문입니다. 하지만 호전반응에 속하는 이완반응은 세포 기능이 촉진되면서 일시적으로 다른 기관과 장기와의 사이에 일어난 불균형 때문에 발생합니다. 즉 나누고 분배할 생체 에너지가 부족하기 때문에 한

곳에 몰아주면서 그 반작용으로 일어나는 것이죠.

그렇다면 이완반응이 일어날 때 어떻게 대처해야 할까요? 과도한 운동이나 활동은 자제하고 짧게 낮잠을 자거나 가벼운 휴식을 취하면서 생체리듬을 원래대로 돌리는 게 바람직합니다. 이완반응이 일어날 때 도리어 신체 움직임이 늘고 활동량이 많아지면 자칫 근육으로 에너지를 빼앗기기 때문에 더 피로감을 느낄 수 있습니다. 몽롱한 상태에서 운전을 하거나 중요한 업무를 보는 건 자제하는 게 좋습니다. 몸의 자연치유력을 도와줄 수 있는 가장 좋은 행동은 생활에서 평형, 즉 이퀼리브리엄을 맞춰보는 겁니다. 증상을 완화시키는 약물은 되도록 금하고, 대신 이완반응을 도울 수 있는 휴식에 초점을 맞추는 게 바람직합니다.

배설반응 - 내가 뭘 잘못 먹은 걸까

배설반응은 이완반응과 함께 자주 일어나는 대표적인 호전반응입니다. 배설은 인간이 매일 하는 일상적인 행위지만, 동시에 중요한 호전반응의 하나이기도 합니다. 배설반응의 증상으로는 평소보다 더 잦은 소변이나 대변, 변비와 설사, 발한, 많은 눈곱 등을 들 수 있습니다. 이 모든 것들이 어느 정도는 일상적으로 일어나는 지극히 평범한 생리현상이기 때문에 일반인들이 호전반응의 특이점을 눈치 채지 못하는 경우가 많습니다. 하지만 같은 배설물이라도 호전반응에는 눈여겨 볼 조건들이 있습니다. 같은 소변이라도 색깔이 황금색이 아니라 짙은 갈색이거나 거품이 많이 일어나고 심한 냄새가 납니다. 대변 역시 평소보다 양이 많거나 색깔이 짙은 색을 띠고 악취가 나죠. 가끔은 변비와 설사가 반복되는 증상도 생깁니다. 먹은 것도 없는데 배에 가스가 자주 차고 시도 때도 없이 민망하게 방귀가 새어나옵니다. 그런데 구수한 냄새가 나는 게 아니라 역한 냄새가 코를 찌릅니다. 트림이나 구역질이 올라오기도 하죠.

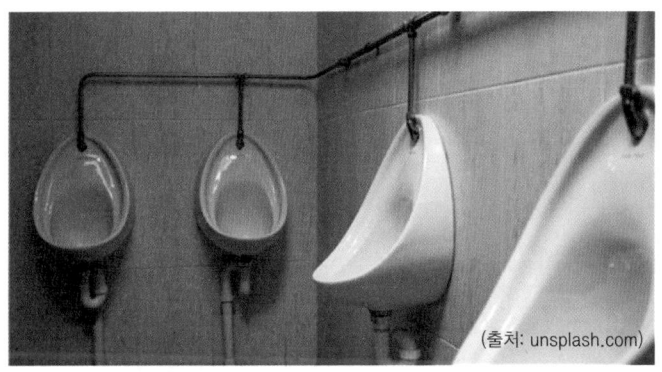

소변이 잦으면 몸에서 회복이 일어나고 있다는 것이다.

배설반응의 원인으로는 몸에 축적되어 있는 독소들이 빠지면서 배설기관이 활발하게 활동하는 데에 있습니다. 몸은 음식물로부터 쌓이는 노폐물과 환경에서 이르러오는 독소, 그 밖의 여러 유해물질에 의해 찌들어 있습니다. 염색약이나 살균제, 방부제, 심지어 식탁에 종종 올라오는 생선들에서 수은이나 납과 같은 중금속이 체내에 쌓이기도 합니다. 사실 아무 것도 안 하고 가만히 앉아있어도 활성산소가 우리 몸의 세포를 공격하여 끊임없이 노폐물을 만들어냅니다. 이러한 독소를 적절히 몸에서 배출해주지 않으면 각종 질병에 걸릴 수 있습니다. 몸은 필요할 때마다 적절한 배설과 제독 과정을 통해 이러한 체내 독소들을 내보냅니다. 갑자기 배설반응이 활발하게 일어난다면, '아, 내 몸이 지금 독소들을 빼고 있구나.' 라고 생각하면 됩니다.

전에는 그렇지 않았는데 갑자기 눈곱이 많이 끼거나 몸의 때가 훨씬 많이 생길 수도 합니다. 세포가 활발하게 재생 사이클을 거치면서 죽은 세포들이 각질처럼 떨어져 나가는 겁니다. 가래가 나오는 것도 배설반응의 하나입니다. 몸이 치유되면서 폐나 기관지에 있던 독소가 고름이 되어 배출되는 겁니다. 식은땀이 자주 나고 손발이 땀으로 젖는 것 역시 배설반응의 또 다른 증상입니다. 땀을 흘리면 몸의 열을 발산시켜주기 때문에 체온을 조절하고 노폐물을 배설하여 신체의 신진대사를 유지하는 데 도움이 됩니다. 치료과정에서 특히 땀이 많이 나는 이유는 몸에 쌓인 노폐물을 피부를 통해 신속하게 내보내고 몸이 병과 싸우면서 오른 체온을 낮추려고 하기 때문입니다. 옛날 어르신들이 아픈 아이들이 몸에 열이 나면 이제 병이 나을 거라고 말씀하시던 것과 같은 이치입니다.

배설반응이 활발하게 일어날 때는 소변이나 대변의 색과 양을 수시로 점검하고 간간히 물을 많이 마시는 게 좋습니다. 비타민이나 약물을 복용하고 있다면 소변이 노란색으로 나올 수 있으며 음식에 따라 대변도 변색될 수 있습니다. 가끔 설사가 있더라도 섣불리 지사제나 소화제를 복용하지 말고 경과를 지켜보는 게 좋습니다. 열이 오르며 몸에서 땀이 날 때에는 통풍이 잘 되는 가벼운 옷으로 갈아입어 열을 식혀주는 게 좋습니다. 더 땀이 나야한다며 과도한 운동을 하거나 옷을 여러 겹 껴입는 건 도리어 좋지 못합니다.

발열반응 - 왜 이렇게 몸이 뜨겁지

　그 다음으로 몸에서 일어나는 대표적인 호전반응으로는 발열반응이 있습니다. 한마디로 몸에서 열이 나는 증상을 말하죠. 몸에서 열이 나는 데에는 여러 가지 원인이 있을 수 있습니다. 주변 환경에 따라 온도를 올렸다 내렸다 하는 변온동물들과 달리, 인간은 항온동물이기 때문에 생존을 위해 섭씨 36.5도를 웃도는 일정하고 안정적인 체온이 반드시 요구됩니다. 그럼에도 불구하고 체온이 오른다는 것은 체온에 변화를 주면서까지 자연치유력이 혼신의 힘을 다해 질병과 싸우고 있다는 겁니다. 평소와 다르게 얼굴이 붉어지고 열이 오르며 몸에서 땀이 난다면 얼마 전 새로 시작한 운동이나 건강보조식품의 효과를 보고 있다는 뜻이죠.

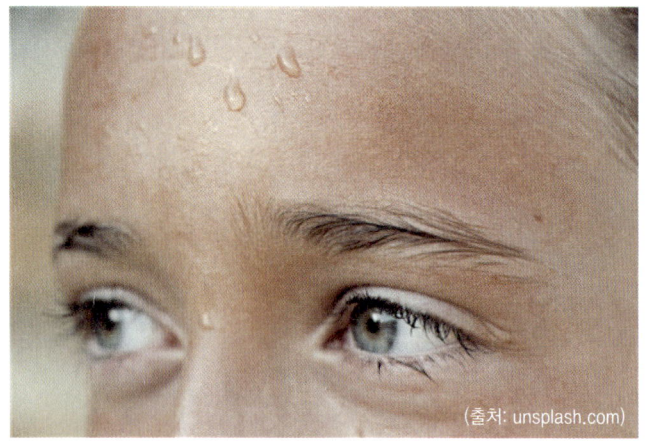

열은 몸이 회복되고 있다는 중요한 단서가 된다.

 그렇다면 발열반응은 왜 일어날까요? 한 마디로 생체 방어 시스템이 켜져 있는 것입니다. 우리 몸은 해자를 두른 성채에 비유될 수 있습니다. 외부에 벽을 쌓고 도랑을 파서 적군이 침입하지 못하게 하듯, 인체도 장기를 보호하는 근골격과 외부의 공격을 방어하는 피부로 둘러싸여 있습니다. 설사 세균이나 바이러스가 피부를 뚫고 체내에 침입했다 하더라도 우리 몸에는 일정한 면역체계가 가동 중에 있어 웬만한 병원체는 거뜬히 물리칠 수 있도록 진화해왔습니다. 바이러스나 세균이 침투했을 때 면역체계는 사이렌을 발동하여 사이토카인과 같은 물질을 분비하고 이는 다시 뇌에 작용하여 체온을 올립니다. 이 과정은 매우 신속하고도 자동적으로 이뤄지며 우리 몸의 항상성을 지키는 매우 중요한 메커니즘을 이룹니다. 따라서 열이 오를 때에는 어느 정도 오르도록 놔두는 게 좋습니다.

 발열반응이 일어날 때 가장 피해야 하는 행동은 해열제를 복용하는 일입니다. 해열제는 인위적으로 열을 낮추어줄 뿐 발열의 근본적인 원인에 영향을 미치지 못하기 때문이죠. 해열제를 복용하는 건 열심히 싸우고 있는 아군에게 든든한 지원군을 보내주는 게 아니라 도리어 돌아올 다리를 끊어버리는 셈입니다. 해열제가 가진 부작용 또한 신체에 무시할 수 없는 문제를 일으킵니다. 해열제에는 아세트아미노펜 같은 물질이 들어 있는데, 이는 체내에서 발열에 관여하는 프로스타글란딘의 생성을 억제하여 열을 낮춰줍니다. 문제는 아세트아미노펜이 간에 독성을 만들어낸다는 점이죠. 평소 술을 많이 마시거나 지방간 같은 간질환이 있는 사람이 프로스타글란딘이 들어간 해열제나 진통제를 빈번히 복용하게 되면 불필요한 간 손상을 유발할 수 있습니다. 그렇다고 아스피린 계열의 해열제도 부작용이 없는 게 아닙니다. 아스피린은 위장에 문제를 일으키기 때문에 위궤양이 있는 사람이라면 복용에 주의해야 합니다. 또한 아스피린은 혈소판의 작용을 억제하는 기능도 있어 수술 전에는 절대 먹어선 안 됩니다.

주의할 사항이 하나 있습니다. 발열반응이 아무리 긍정적인 호전 신호라 할지라도, 열이 38도에서 39도까지 오를 때에는 선택적으로 해열제를 복용해야 한다는 겁니다. 열이 급격히 오르면 경련과 헛소리를 동반하고 혼절하는 경우도 있고, 40도를 넘으면 발작과 의식불명, 급성신부전, 심인성 쇼크 같은 생명을 위협하는 심각한 부작용을 낳을 수 있기 때문입니다. 아이의 경우, 성인과 달리 자신의 의사표시를 정확하게 하지 못하는 경우가 많기 때문에 발열반응이 일어날 때 특히 주의를 요합니다. 열이 오를 때에는 물수건으로 이마와 몸을 전체적으로 마사지하고 수시로 체온계를 이용하여 열을 체크하는 게 바람직합니다.

과민반응 - 내가 너무 예민한 걸까

네 번째 호전반응은 과민반응으로 일상생활에 가장 귀찮고 번거로운 증상들을 가져옵니다. 건강보조식품을 섭취하거나 화장품을 바꾸면서 전에 없던 종기나 두드러기가 나는 경우가 여기에 해당하죠. 주로 만성질환자에게서 자주 발견되는 소견인데, 통증은 없으나 몸에 붉은 반점이 올라오던지 두드러기가 붉어져 여간 신경이 쓰이는 게 아닙니다. 특히 미용에 관심이 많은 여성의 경우, 이러한 증상에 더 예민해질 수 있습니다. 뾰루지만 하나 나더라도 속상한데 얼굴 전체가 마치 화상을 입은 것처럼 붉게 올라오기도 합니다. 간혹 환자에 따라 변비나 설사 및 발한이 동반되는 경우도 있고, 온몸이 망치로 두들겨 맞은 것처럼 뻐근한 통증을 느끼기도 합니다.

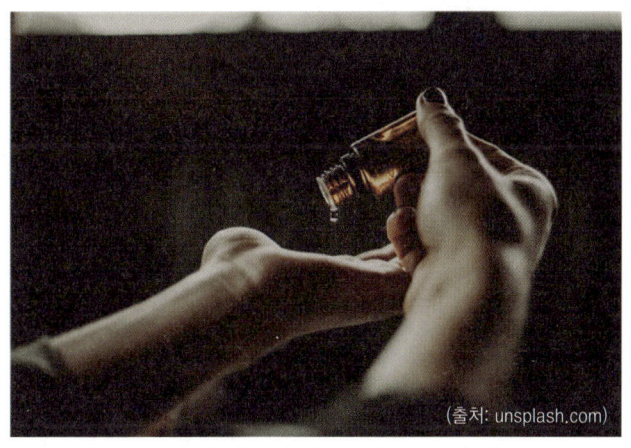

(출처: unsplash.com)

호전반응과 화학물질에 대한 이상반응을 구분해야 한다.

간혹 화장품만 바꿨는데도 피부가 뒤집어지고 엉망이 되는 경우가 있는데, 이럴 때에는 먼저 화장품에 나와 맞지 않거나 불필요한 성분이 들어가지 않았는지 꼼꼼히 따져보는 게 좋습니다. 모든 화장품에는 피부에 직접 작용하는 화학물질 외에도 보존제(파라벤)나 계면활성제, 점증제, 미백제, 인공색소 등 다양한 부수적인 첨가제들이 들어갑니다. 물론 시중에 판매되는 제품이기 때문에 이런 첨가제들이 아예 안 들어갈 수는 없겠지만, 민감한 피부를 가진 경우라면 이런 부분들에 좀 더 신경을 써야 할 것입니다. 중요한 부분은 호전반응에 의한 과민반응인지 화학물질에 대한 이상반응인지 구분하는 건데요. 호전반응의 경우에는 그 반응의 정도와 증세가 사용 간격에 따라 완화되는 형태를 띠지만, 이상반응은 사용 간격에 따라 증세가 더 심화되는 경우가 많습니다. 호전반응의 경우, 처음에 일주일간 지속되다가 사라지며, 주기에 따라 간헐적으로 생겼다가 없어졌다가 하고, 간혹 장기적으로 지속되는 경우도 있는데 전체적으로는 15일 이내에 대부분 진정됩니다.

과민반응은 남들보다 예민해서 일어나는 증상이 아닙니다. 우리 몸은 저마다 정상적인 면역체계를 가지고 있기 때문에 체온과 체액, 영양과 약성에 따라 다 다른 반응을 보이도록 설계되어 있습니다. 앞서 말한 것처럼, 호전반응은 호메오스타시스를 맞추기 위해 몸 전체가 일사분란하게 움직인 결과입니다. 헛구역질이나 메스꺼움은 흔한 과민반응에 속합니다. 하루 이틀 경과가 지나면 금세 좋아집니다. 다만 경구용 약물을 복용한 경우에 간혹 위에 통증이 있거나 구역질이 일어나는 반응이 있는데, 점점 정도가 약해지거나 회복되지 않고 지속적으로 위통, 복통을 동반할 때에는 의사의 진찰을 받는 게 좋습니다.

회복반응 - 지금 나아지고 있는 거지

 마지막으로 회복반응은 위의 여러 가지 증상들이 복합적으로 나타나는 경우를 말합니다. 환자에 따라 다르지만 보통 피로와 두통, 근육통이 발생합니다. 이는 체내 노폐물이나 독소 물질이 배출되면서 생기는 가스가 혈액에 녹아 뇌와 근육에 통증을 유발하기 때문입니다. 이전 세포가 죽고 새로운 세포가 생성되어 질병의 원인이 점차 사라지면서 전체적인 밸런스에 불균형이 오기 마련입니다. 속쓰림이나 구토증이 빈번한 이유도 바로 이러한 신진대사의 재정립 과정에서 남은 독소들이 신속히 체외로 나오려 하기 때문이죠. 이러한 해독작용을 통해 나쁜 장기나 환부가 살아나면서 자연스럽게 이러한 증상은 사라지게 됩니다. 정상적인 회복 과정이므로 크게 걱정할 필요는 없습니다.

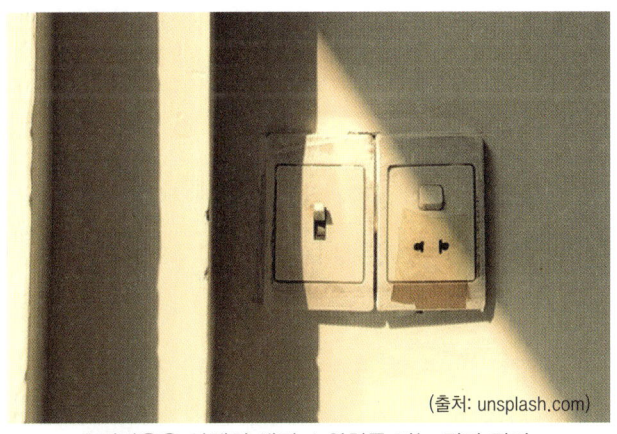

(출처: unsplash.com)

호전반응은 신체의 생명 스위치를 켜는 것과 같다.

증상은 상황과 병의 경중에 따라 경미하게 올 수도 있고 짧게 이어질 수도 있습니다. 위나 장의 노폐물이나 장내 세균을 신속히 배출하는 과정에서 설사가 일어날 수 있습니다. 이럴 때 많은 사람들이 장염으로 착각하는 경우가 많은데, 장염과 식중독을 일으키는 비브리오 균이나 살모넬라, 대장균의 증상과 회복 반응에 의한 증상은 성격이 전혀 다릅니다. 후자는 한두 차례의 설사가 이어지다 별다른 지사제를 먹지 않고도 바로 멈추는 경우가 흔합니다. 평소 위장 기능이 약하거나 예민해서 소화가 안 되고 속이 더부룩한 사람은 특히 이러한 회복반응이 종종 발생합니다. 이와 반대로 변비가 일어나 애를 먹일 때도 있습니다. 약한 위장과 나쁜 식습관 때문에 장의 연동운동이 활발하지 못한 경우가 여기에 해당하죠. 체내 수분 대사가 정상적으로 돌아오는 과정에서 일시적으로 일어나는 수분 보유 현상입니다. 증상을 완화시키려면 평소 섬유질과 수분을 충분히 섭취하는 식습관을 갖는 게 중요합니다.

  여성의 경우, 생리통도 회복반응의 하나로 흔한 증상입니다. 달거리를 할 때면 평소보다 양도 많고 냄새도 심합니다. 질이 축축하지 않고 마르는 경우, 냉이 심해지는 경우도 여성들이 호소하는 대표적인 호전반응입니다. 괜히 소화도 잘 안 되고 속이 하루 종일 더부룩합니다. 음식물이 소화되면서 장내에서 발생하는 암모니아 가스는 특히 인체에 나쁩니다. 그래서 차라리 방귀를 통해 몸 밖으로 배출하는 게 더 좋습니다. 가끔 부종이 생기는 경우도 있는데, 체지방이 많이 감소하였거나 호르몬 대사 균형이 정상화되는 과정에서 일어나는 호전반응입니다.

자연치유력에 대한 믿음이 필요하다

호전반응의 여러 증상들을 살피며 반드시 언급해야 할 가장 중요한 덕목이 하나 남았는데, 그것은 바로 믿음입니다. 믿음은 단순히 현재 치료 방법이나 방향에 대한 신뢰를 보내는 것에 그치지 않고 정신과 신체를 하나로 일체시켜 체내에 심인적 psychosomatic 효과를 얻는 가장 빠르고 확실한 도구입니다. 약과 치료에 대한 믿음과 신뢰만큼 약효를 강화시키는 건 따로 없습니다. 『동의보감』을 쓴 허준 역시 이 부분을 강조했습니다. 『광해군일기』를 보면, 광해군 4년(1612년) 허준이 광해군에게 "충환의 증세가 침 한 번만으로는 효험을 보지 못 할 것이니 내일 모레 다시 청하겠습니다."라고 말하며 물러납니다. 그런데 마음이 급했던 광해군은 "명일이 어떠한가?"라며 고집을 피우죠. 그런 광해군에게 허준은 "연일 침을 맞으시라는 것이 미안합니다."라고 아뢰는 장면이 이어집니다.

광해군은 아버지 선조 때부터 어의御醫였던 허준에 대해 두터운 신뢰를 가지고 있었기 때문에 순순히 그의 말을 따릅니다. '어허, 놓으라면 놓을 것이지 무슨 말이 그렇게 많을까?' 한 나라의 임금이라면 충분히 따질 수도 있는 상황이었지만, 광해군은 철저히 허준의 말을 믿고 수용하는 자세를 보입니다. 어쩌면 광해군의 이런 모습이 있었기 때문에 병이 더 악화되지 않고 금세 호전되었을 거라고 예상할 수 있습니다. 생사여탈 무소불휘의 권력을 휘두르는 왕이라고 해서 자기 마음대로 의사의 조언을 무시하거나 묵살할 수 없었던 이유는 의사가 현재 자신의 상태를 가장 잘 알고 있으며 그렇기에 자신의 생명을 좌지우지할 수 있는 유일한 사람임을 잘 알고 있었기 때문입니다.

이처럼 치료에 있어 의사에 대한 신뢰와 내가 나을 수 있다는 믿음만큼 중요한 처방이 없습니다. 환자의 입장에서 내가 지금 복용하는 건강보조식품이 내 몸에서 이상적인 화학반응을 일으켜 더욱 건강해지고 병이 호전될 것이라는 굳은 믿음이 있어야 일시적인 호전반응에 흔들리지 않고 일관된 치료를 진행할 수 있기 때문입니다. 애플의 수장이었던 스티브 잡스는 주치의로부터 자신이 췌장암에 걸렸다는 진단을 받고도 거의 1년 동안 일체 의학적 치료를 거부하고 식이요법만으로 암 덩어리를 없앨 수 있다는 황당한 미신에 빠져 있었습니다. 그로 인해 가족들의 등살에 못 이겨 결국 1년 뒤 수술대에 누웠을 때 이미 상당 부분 암이 진행되어 있는 걸 뒤늦게 알게 됩니다. 안타까운 사실은 호전반응을 악화로 오해하여 치료를 포기하고 기존의 생활방식으로 돌아가는 분들이 적지 않다는 것입니다.

 다음 장에서는 구체적으로 건강기능식품과 호전반응의 관계, 각종 호전반응의 증상들, 그에 따른 대처법을 살펴보도록 하겠습니다.

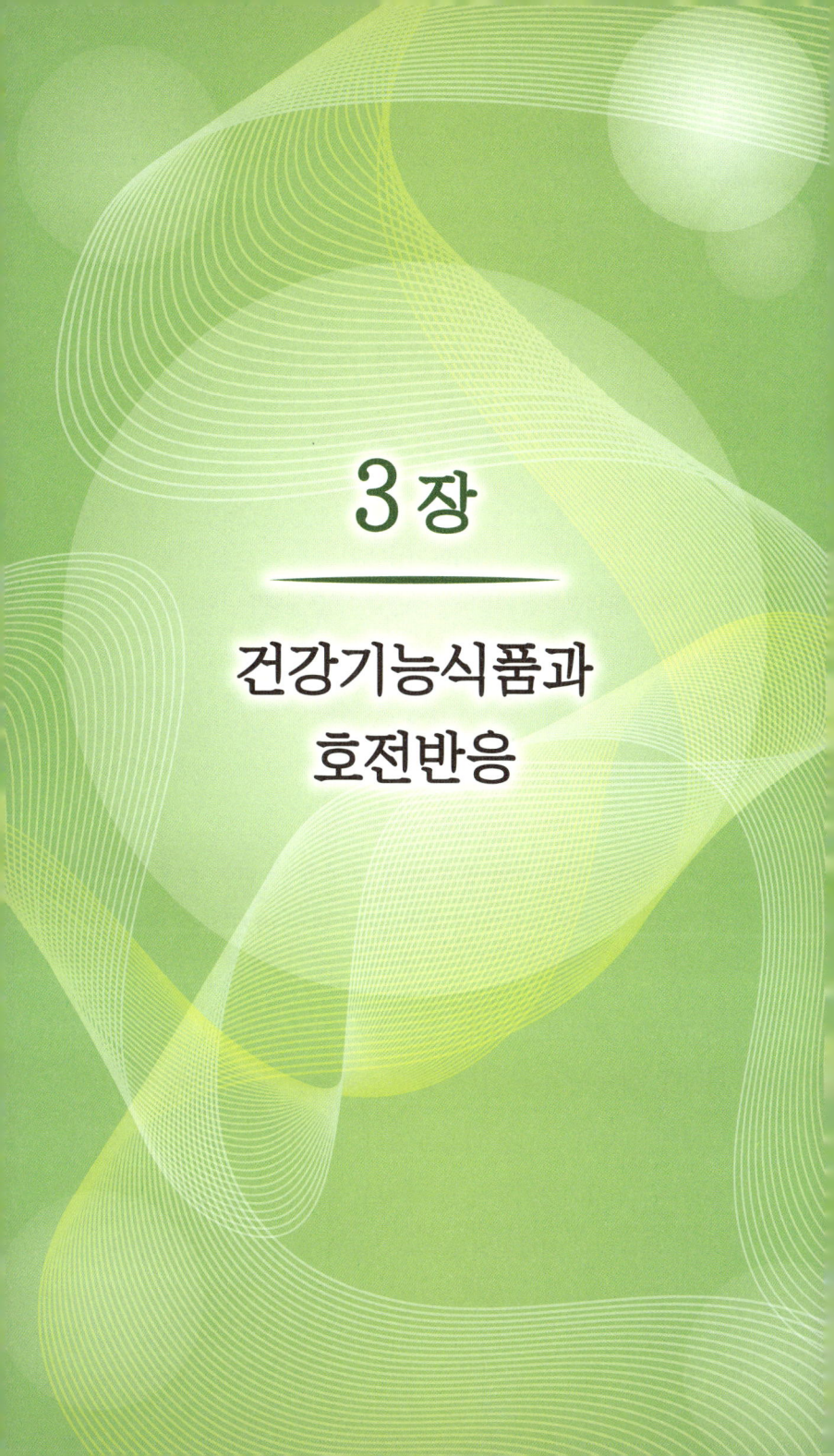

3장

건강기능식품과
호전반응

건강기능식품과 호전반응

"약의 기능이란
자연치유력이 병을 치료하는 동안 환자들을 달래주는 일이다."
- 볼테르 -

흔히 미국인들이 하는 농담 중에 '발음할 수 없는 건 먹지 마라.'는 말이 있습니다. 처음 들었을 때 과연 이게 무슨 뜻인지 궁금했는데요. 몸에 좋은 음식일수록 단순한 이름을 갖고 있으며, 이름이 복잡하고 어려울수록 성분이 의심스럽다는 이야기입니다. 제가 일전에 논문 발표 때문에 미국 학회에 갔을 때 사석에서 한 분이 이 말을 다음과 같이 해석하는 걸 들은 적이 있습니다. '건강기능식품을 살 때 길고 복잡한 이름에 현혹되지 마라. 제품명이 휘황찬란할수록 내용과 효과는 별 볼일 없다.

그보다 제품 뒤에 깨알 같이 달려 있는 성분표를 꼼꼼히 살펴 봐라. 성분 중에 처음 들어보는 재료, 발음하기 어려운 성분이 들어 있다면 일단 걸러라. 오랜 시간을 두고 입증된 제품일수 록 되도록 단순하고 평범한 이름의 성분들을 담고 있다.' 그의 이야기를 듣고서 건강식품을 하나 선택할 때에도 실용성을 중 시하는 미국인들의 지혜가 묻어난다는 생각이 들었습니다.

실지로 건강을 지키는 데 음식만큼 중요한 건 없습니다. 몸 에 좋은 양질의 음식을 골고루 잘 먹고 여유롭게 여가를 즐기 며 되도록 스트레스를 받지 않는 여유로운 삶을 사는 것이 건 강으로 나아가는 가장 바르고 빠른 길이니까요. 하지만 복잡 하고 분화된 오늘날 음식만 가지고 현대인들의 모든 건강의 필 요를 채우는 일이 말처럼 그렇게 쉬운 건 아닙니다. 음식에 따 라 어떤 건 몸에서 받아들이는 흡수율에서 큰 차이를 보이며, 어떻게 조리된 음식인가에 따라서도 영양분이 천차만별이기 때문입니다. 특히 유전자조작식품이 어느덧 우리의 식탁을 점 령한 요즘, 과일과 채소가 옛날과 같은 영양소를 가지고 있지 못하다는 연구결과도 있습니다. 비록 음식을 대체할 수는 없 겠지만, 우리가 매일 섭취하는 음식이 몸에 잘 흡수되도록 돕 고, 때로 음식과 좋은 궁합을 보여 신체 기능을 향상시키는 데 도움을 주는 건강기능식품은 이미 선진국에서 대세가 되어 버 렸습니다.

건강기능식품이 갖는 여러 가지 장점들은 셀 수 없이 많지만, 그렇다고 쉽게 제품을 구매하거나 선뜻 선택하기가 망설여지는 것도 사실입니다. 사람들은 누구나 기존에 했던 경험에 따라 자신의 식습관을 형성하기 때문에 평소 먹지 않았던 식품이나 제품을 섭취하는 데 주저하게 되는 거죠. 여러 조사를 통해 밝혀진 바에 따르면, 건강기능식품을 선택하는 데 망설여지는 여러 요인들 중에 대표적인 것이 바로 호전반응입니다. 지인에게 자신이 먹고 효과가 입증된 건강기능식품을 권하면 대부분 이런 반응을 보입니다. '좋은 건 알겠는데, 나한테 맞을지 망설여져요.' '괜히 그거 먹고 부작용 생기는 거 아냐?' 용케 소개받은 건강기능식품을 복용하는데 자꾸 속이 더부룩하고 설사를 계속한다면 괜히 권해준 사람도 미안한 마음이 듭니다. 과연 건강기능식품과 호전반응 사이에는 어떠한 관계가 있을까요? 이번 장에서는 건강기능식품의 효능과 호전반응의 대처법에 대해 하나씩 알아보도록 하겠습니다.

건강기능식품 - 호전반응을 예상하라

건강은 나와 내 몸 사이의 관계라고 합니다. 내 삶과 내 몸이 따로 논다면 금세 건강을 잃고 병을 얻게 됩니다. '올해 꼭 10kg 이상 감량해서 날씬한 몸매로 돌아가야지.' 이상은 높고 목표는 원대하지만, 이를 실천할 몸이 따라주지 않는다면 그

잘난 다이어트 계획도 그저 작심삼일로 끝나기 쉽습니다. 건강기능식품도 마찬가지입니다. 건강을 생각해서 섭취하기 시작한 최고급 오메가-3 지방산도 내가 평소 꾸준히 챙겨 먹지 않는다면 원하는 신체 건강을 가져다주지 않습니다. 게다가 운동도 하지 않고 매일 술과 고기로 간과 위에 부담을 주는 삶을 계속 이어간다면, 아무리 좋은 건강기능식품을 먹는다 해도 건강을 담보할 수 없게 되죠. 결국 건강기능식품은 건강에 유익한 다른 모든 조건과 함께 보조를 맞출 때에 비로소 제 역할을 합니다.

보통 건강기능식품을 선택하는 기준에는 크게 세 가지가 있습니다. 첫 번째는 건강을 생각하는 건강 동기 때문이고, 두 번째는 특정 제품을 시음하거나 사용한 뒤 갖는 식품 경험 때문이며, 세 번째는 건강기능식품을 제품 구매의 차원에서 바라보는 소비 가치 때문입니다. 첫 번째 건강 동기와 두 번째 식품 경험이 웰빙과 건강의 차원에서 제품에 접근하는 방식이라면, 세 번째 소비 가치는 건강기능식품으로 건강도 지키고 이를 통해 새로운 비즈니스의 가능성도 얻을 수 있는 방식입니다. 오늘날 건강기능식품의 유통이 대부분 네트워크마케팅이라는 공급망을 통해 이뤄지고 있고 많은 소비자들이 처음 제품을 접하는 과정 역시 지인 소개와 입소문을 거치고 있기 때문입니다. 특히 이 부분은 호전반응과 부작용을 구분하는 데 더 없이 중요한 명분이 되기 때문에 건강기능식품을 권하는 분들은 이 부분에 대해서 반드시 공부를 해야 합니다.

 제일 먼저 **건강 동기**health motivation는 평소 건강에 관심이 많은 소비자들이 병에 걸리기 전에 예방 차원에서 건강기능식품을 찾는 경우입니다. 사람마다 건강을 유지하고 면역력을 키우는 방법들은 다 다르지만, 건강에 대한 욕구와 개인적인 동기가 높을수록 자신의 건강을 유지하는 식품에 더 많은 투자를 하는 건 공통적인 것 같습니다. 그래서 건강에 관심이 많은 사람들이 그렇지 않은 사람보다 건강기능식품에 대한 정보력이 더 높은 편이죠. 하지만 건강 동기가 높을수록 건강염려증과 불안, 걱정도 훨씬 많습니다. 질병과 관련된 뉴스나 기사도 이것저것 더 챙겨보기 때문에 그만큼 건강기능식품에 대한 편견도 더 많은 편이죠. 그러다보니 '인진쑥이 간에 그렇게 좋다더라.' '꾸지뽕이 여자한테 그만이라더라.' 등등 약효가 과학적으로 입증되지 않은 여러 소문들에 집착하는 일도 잦습니다. 이럴 경우, 제품을 섭취하고 부작용이 올 때 잘못된 자가 진단을 하기 쉽습니다. 아무리 효과가 입증된 제품이라도 과잉 섭취를 하거나 제멋대로 용량과 복용법을 바꾸면 위험천만한 부작용에 시달릴 수 있습니다.

두 번째, 건강기능식품을 구매하는 기준으로 **식품 경험**food experience 이 있습니다. 자기 몸은 자기가 안다는 말이 있습니다. 몸에 좋은 식품은 귀신 같이 알고 이것저것 먹어보는 것입니다. 유기농이 몸에 좋다는 말이 유행처럼 퍼지면서 너나 할 것 없이 몇 배나 비싼 유기농 식품을 사서 먹습니다. 개중에는 실제로 건강에 도움이 된다고 느끼는 제품을 발견하기도 하죠. 그러나 이러한 접근 역시 건강 동기만큼 주의해야 할 점이 있습니다. 평소 어떤 음식이 자신에게 잘 맞는다고 느끼면, 그 음식을 과신하게 됩니다. 그리고 개인의 체질과 건강을 무시하고 무조건 몸에 좋다고 권하게 되면 식품이 약이 아니라 독으로 돌변하는 상황을 맞게 됩니다. 반대로 호전반응을 일으키고 있는 건강기능식품을 섣불리 자신과 맞지 않는다며 복용을 거부하는 안타까운 일도 일어나죠. 개인의 경험치는 식품을 고르는 데 매우 중요한 기준이 되면서 동시에 때로 새로운 건강기능식품에 진입하는 데 장애물이 되기도 합니다.

세 번째, 건강기능식품의 **소비 가치**consumption value는 시장에서 마케팅에 의해 이뤄지는 구매를 말합니다. 소비가치에는 건강기능식품이 갖는 물질적인 특성, 즉 제품의 기능과 효과, 성능과 가격 같은 가치를 보고 제품을 구매하는 것에서부터 건강기능식품을 권한 지인과의 인간관계와 정서, 교감 같은 정서적인 특성까지 포함됩니다. 건강기능식품이 시장에서 잘 팔리고 TV 광고도 많이 하니까 좋겠다는 판단도 가능하고, 권하는 제품이 당장 필요하지 않더라도 상대방과의 관계 때문에 구매할 수 있는 것이죠. 생각보다 제품의 가격이 합리적이어서 가성비 때문에 구매하거나 대부분의 네트워크 마케팅 회사가 외국계다 보니 외제가 갖는 긍정적인 이미지 때문에 제품을 사기도 합니다. 아니면 특정 건강기능식품이 호기심을 유발하기 때문에, 아는 사람에게 선물로 주려고, 재판매를 목적으로 살 수 있을 겁니다.

  문제는 호전반응입니다. 건강기능식품을 소개받았을 때 대부분 소비자들이 제품에 대한 기대감과 효과에 대한 희망을 갖는 게 당연한 일입니다. 그런데 좋다는 제품을 받아먹었는데 대뜸 이유 없이 얼굴이 화끈거리고 피부가 따끔거리고 아프면 당혹스럽습니다. 한두 번 이러다 말겠지 조금 참고 계속 복용을 해보지만 왠지 부작용이 점점 심해지는 것만 같습니다. 이쯤 되면 자신에게 제품을 소개해 준 사람의 순수한 저의가 의심스러워지게 됩니다. 동시에 제품을 권해 준 사람 역시 낭패감이 듭니다. 이때 건강기능식품을 처음 복용하고 불편함을 호소하는 소비자들에게 해줄 수 있는 말이 있어야 합니다. 물론 그 말은 과학적 근거가 갖추어진 설명이면 더욱 좋을 것입니다. "그건 호전반응 때문이야." 소비자에게 각 제품들이 갖는 기작과 함께 만일에 일어날지 모를 이상반응들까지 미리 고지하고 안내해야 할 책임이 네트워커들에게 있는 이유입니다.

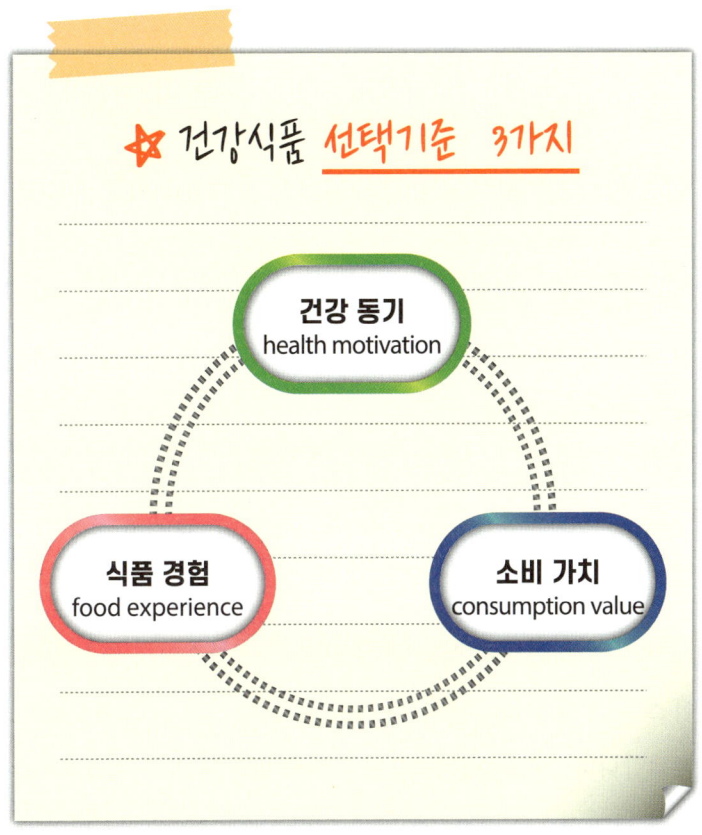

장내 독소를 배출하자 - **프로바이오틱스**

  장은 건강에서 매우 중요한 장기입니다. 순환기나 호흡기도 중요하지만, 소화기는 특히 우리의 건강과 직결되는 신체 부분입니다. 아무리 좋은 음식을 먹어도 장이 건강하지 못하다면 건강에 필수적인 영양분을 흡수하지 못하기 때문입니다. 인간의 장에는 30조 개 이상의 세균들이 서식하며, 무게만 해도 족히 1kg은 넘는다고 합니다. 현미경으로 인간의 장을 가만히 들여다보면 어디를 가나 발 디딜 틈 하나 없이 온갖 세균들로 바글바글할 겁니다. 이 정도의 양이면 음식물과 세균이 각기 반씩 존재하고 있는 셈입니다. 인간의 장에서는 하루에도 엄청난 양의 세균이 새로이 증식하고 또 생겨난 양만큼의 세균이 죽어나갑니다. 한 마디로 장은 세균들 천지입니다. 인간이 매일 배설하는 분변 내용물도 수분을 제외하면 약 40%가 세균이라고 할 정도니까요.

  장내 세균에는 어떤 것들이 있을까요? 개중에는 유산균이나 효모균처럼 장내 활동과 소화를 도와 몸에 이익을 주는 세균들도 있지만, 반대로 포도상구균이나 바실루스처럼 독소를 뿜어 설사를 일으키고 장내 병변과 용종을 만드는 나쁜 세균들도 존재합니다. 장의 건강을 지키기 위해서는 소위 피아彼我의 구분이 절대적으로 중요한 이유입니다. 장내 세균이 내 편인지

적인지부터 알아야 내 편은 활동을 돕고 적은 죽일 수 있으니까요. 몸에 이로운 영향을 미치는 세균을 통틀어 유익균有益菌이라고 하는데, 이는 크기에 따라서 효모균과 박테리아로 나눌 수 있습니다. 효모균은 대표적인 유익균으로 장내 소화를 돕고 장의 염증을 막습니다. 반면 장에서 유익한 역할을 담당하는 박테리아에는 우리에게 익숙한 유산균이나 낙산균 등이 있습니다. 실지로 장에는 확인된 것만 해도 1,000종이 넘는 박테리아가 존재합니다. 대부분의 유익균은 발효를 거쳐 만들어지는데, 한국인들이 매일 먹는 김치도 대표적인 발효 유익균으로 분류됩니다.

이처럼 장내 미생물 생태계를 가리켜 마이크로바이옴micro-biom이라고 부르는데, 마이크로바이옴은 주로 우리가 가진 식습관을 통해 형성된다고 합니다. 그렇다면 장에 좋은 식습관에는 어떠한 것들이 있을까요? 우선 장을 유익균이 살기 좋은 환경으로 만드는 게 가장 중요합니다. 장내 환경이 좋아지면 면역력과 장내세균총腸內細菌叢의 불균형으로 발생하는 알레르기나 아토피, 장 트러블 등 여러 가지 건강 문제들을 해결할 수 있습니다. 마이크로바이옴을 유익균이 서식하기에 알맞은 환경으로 만드는 대표적인 식품이 바로 프로바이오틱스입니다. 요즘 한창 TV에서 볼 수 있는 프로바이오틱스probiotics는 장내 세균이 서식할 수 있는 최적의 환경을 조성하고 유익균의 먹이를 제공하는 생균입니다. 장내 프로바이오틱스가 활성화되면 혈중 콜레스테롤을 낮추어 혈압을 조절하고 과민성 대장증상과 같은 각종 위장질환을 개선하며 면역체계를 강화하여 알레르기나 이상면역질환을 완화시킬 수 있습니다. 그뿐만 아니라 프로바이오틱스에는 변비를 해소하고 발암물질을 차단하는 항암 효과까지 있다는 연구 결과가 최근 발표되면서 건강에 관심이 많은 사람들 사이에서 각광을 받고 있습니다.

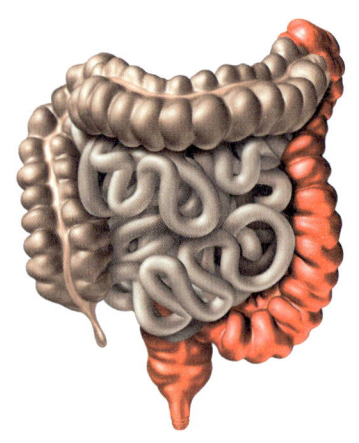

하지만 프로바이오틱스를 섭취할 때 주의해야 할 호전반응이 있습니다. 제품을 복용하고 설사나 변비, 복부팽만, 가스가 차거나 속이 더부룩하다면 복용량을 절반으로 줄여서 상태를 보는 게 좋습니다. 프로바이오틱스가 장 건강을 위한 건강기능식품이다 보니 소화기 계통에 이상반응이 일어날 수 있습니다. 이것이 제품 안에 있는 특정 균이 장에 안착하는 과정에서 생기는 호전반응인지 몸에 맞지 않아 발생하는 부작용인지 판단하는 데에 일주일 정도 걸릴 수 있습니다. 처음에는 1억cfu[1]부터 복용하다가 차츰 그 양을 100억cfu까지 늘려갑니다. 이상반응이 잦아들면 균이 장에 안착한 것으로 보고 점차 복용량을 늘려 나갑니다. 장내 호전반응은 몸의 밸런스를 찾아가면서 바로 쾌변을 보거나 대변의 색깔이 좋아지는 현상이 일어나기 때문에 조금만 주의를 기울이면 제품이 몸에 맞지 않아 일어나는 부작용과 금세 구별할 수 있습니다.

프로바이오틱스가 몸에 좋다고 해서 마냥 부작용이 없는 건 아닙니다. 우선 특정 질병으로 처방받은 항생제를 먹을 때에는 가급적 프로바이오틱스의 섭취를 피하는 게 좋습니다. 프로바이오틱스도 세균이다 보니 항생제에 의해 사멸될 수 있어서 효과가 떨어지기 때문입니다. 어차피 장 건강은 체질 변화와 함께 시간을 두고 천천히 만들어가야 하기 때문에 항생제의 사용이 끝난 다음부터 프로바이오틱스 제품을 복용해도 늦지 않습니다. 이와 같은 이유로 면역억제제를 복용하는 암 환자의 경

---

1) cfu : 미생물의 개수를 일일이 셀 수 없기 때문에 대신 분포밀도를 균총의 수로 나타내는 집락형성 단위(colony-forming unit)를 뜻한다

우에도 제품 사용에 주의를 기울여야 합니다. 자칫 면역력 저하 환자에게서 발견되는 패혈증 같은 심각한 문제를 일으킬 수 있기 때문이죠. 그밖에 과민성대장증상이나 장누수증후군 환자의 경우, 장에 염증이 생기는 부작용이 있을 수 있기 때문에 프로바이오틱스 제품을 복용하기 전에 먼저 전문의와 상담을 하는 게 좋습니다.

> **프로바이오틱스의 호전반응**
>
> 변비, 복부팽만감, 더부룩함, 빈번한 방귀, 설사 등

눈, 건강할 때 지키자 - 비타민A

눈은 영혼의 창으로 불립니다. 몸이 천 냥이면 눈은 구백 냥이라는 말도 있습니다. 그만큼 예로부터 선조들은 눈 건강의 중요성을 잘 알고 있었던 것입니다. 시력은 단순히 앞을 보는 것에만 관여하는 게 아니라 뇌의 활성화에도 기여한다고 합니다. 우리가 외부의 자극을 느끼는 감각들 중 80% 이상이 눈을 통해 받아들이기 때문에 시력을 잃으면 당장 일상생활이 거의 불가능해집니다. 안구의 수용체를 통해 받아들인 자극은 시신경을 통해 뇌로 전달되어 적절한 프로세스를 거칩니다. 이 과

정에서 뇌가 활성화되어 운동신경과 교감신경에 신호를 주고 받을 수 있게 됩니다. 당연히 시력이 떨어지면 뇌의 자극도 덩 달아 떨어지고, 자극이 줄어들면 뇌의 활성화가 적어지면서 뇌로 흐르는 혈류도 줄어들게 마련입니다. 자연스럽게 나이가 들면서 시력이 나쁜 장년층은 그렇지 않은 경우보다 그만큼 빨리 치매가 찾아올 수 있습니다.

일반인들은 하루에 눈을 많은 경우 대략 2만 번 정도 깜빡인 다고 합니다. 눈 주변의 근육은 약 10만 번 정도 이완과 수축을 반복합니다. 이렇듯 눈을 뜨고 있을 때나 감고 있을 때나 눈의 역할은 중요합니다. 그래서 잠을 자고 있는 동안에도 우리 눈은 바쁘게 움직이고 있나 봅니다. 시력은 특히 한 번 나빠지면 원래 상태로 회복하는 것이 어렵기 때문에 평소 식생활을 통해 철저히 관리해야 합니다. 그렇다면 눈 건강을 위해 어떤 음식을 먹어야 할까요? 우선 비타민이 많이 함유된 음식을 먹는 것이 좋다. 대표적인 눈에 좋은 비타민으로 비타민A가 있습니다. 비타민A가 결핍되면 야맹증이 찾아옵니다. 그 외 안구건조증이 나타날 수 있고 피부가 건조해지며 각질이 생기고 폐나 장 내막이 두터워지고 단단해집니다. 물론 좋다고 무턱대고 많이 먹는 건 도리어 건강에 안 좋다. 비타민A를 많이 섭취하면 세포막의 안정성을 저해하고, 간 조직을 손상시켜 지방간을 일으킬 수 있으며, 산모의 경우, 기형아를 출산할 위험도 높아진다고 합니다. 이 외에도 시력이 감퇴되면서 활동량이 줄어들어 골다공증이나 골절 위험이 증가하게 됩니다. 백내장이 있는 환자의 경우, 골다공증에 걸릴 위험이 43%, 뼈가 부러지거나 골절될 위험이 25%나 높다는 연구도 있습니다.

그렇다면 어떻게 비타민A 제품을 선택할까요? 우선 비타민A는 동물성과 식물성으로 나뉩니다. 식물성 비타민A는 베타카로틴, 동물성 비타민A는 레티놀로 부릅니다. 어디서 많이 들어본 명칭들이죠? 우선 베타카로틴은 당근과 같은 녹황색 채소와 해조류에 많이 포함되어 있으며, 많이 섭취해도 남아도는 양은 몸에 쌓이지 않고 배설된다고 합니다. 반면 달걀이나 우유 및 간, 육류에 포함된 레티놀은 베타카로틴보다 흡수율이 높지만 과다 복용했을 때 간에 저장됩니다. 과도한 동물성 비타민A는 심장이나 간, 피부에 있는 지방세포 조직으로 침투하기 때문에 부작용을 일으킬 수 있습니다. 최근에는 비타민A 제품이 단순히 비타민이라는 이름을 달고 출시되지 않고 이처럼 구체적으로 루테인이나 베타카로틴 같은 명칭을 포함하고 있기 때문에 이들을 쉽게 구분할 수 있습니다. 시중 제품들 중에는 비타민A와 함께 다양한 효능을 갖춘 물질들이 함유된 건강기능식품 들이 많습니다.

　비타민B와 비타민C가 수용성 비타민(물에 녹는 비타민)이라면, 비타민A와 비타민D는 지용성 비타민(기름에 녹는 비타민)이기 때문에 많이 섭취하면 간혹 몸에 축적될 수 있습니다. 따라서 항상 정량을 섭취하도록 주의를 기울이는 게 좋습니다. 처음 비타민A를 복용할 때 여러 가지 호전반응이 일어날 수 있는데, 대표적인 증상으로는 피부 가려움증과 현기증, 구토 등이 있습니다. 황변을 보거나 체중이 증가하는 경우도 있으며 식욕이 떨어지기도 합니다. 새로 복용하기 시작한 비타민A는 몸에서 분해, 흡수되는 과정에 평소보다 많은 에너지가 소모되며 그 과정에서 이러한 이상증상이 일어나는 것입니다. 피부가 가렵거나 햇빛에 노출된 부위에 벌겋게 발진이 일어나는 경우도 이와 무관하지 않습니다. 비타민A가 가져오는 자연스러운 호전반응입니다. 비타민 섭취를 중단하지 말고 복용량을 절반으로 줄여서 증상이 완화될 때까지 지속하고, 호전반응이 사라지면 천천히 복용량을 늘려 나갑니다. 다만 시력이 갑자기 나빠지거나 뼈에 통증을 동반하는 경우, 간혹 손톱이 부서지거나 탈모가 오는 경우도 있는데 이럴 때에는 호전반응이 아닌 비타민A를 과하게 복용한 부작용에 해당하기 때문에 섭취를 중단하고 전문의와 상담을 하는 게 좋습니다.

> **비타민A의 호전반응**
>
> 가려움증, 현기증, 구토, 식욕감퇴 등

항산화제로 암을 예방하자 - 비타민C와 비타민E

비타민이라고 하면 흔히 비타민C를 떠올릴 정도로 비타민C는 비타민의 대명사로 불립니다. 하지만 그렇기 때문에 비타민C야말로 가장 많은 오해를 받고 있는 비타민이 아닐까 합니다. 비타민C는 체내 단백질, 지질 및 기타 중요한 분자 요소들을 보호하고 세포의 산화를 방지하며, 신진대사를 원활하게 유지시키는 데 더 없이 필수적인 역할을 담당합니다. 이 밖에도 매우 광범위한 영역에서 건강 유지에 관여하기 때문에 조금이라도 부족하게 되면 여러 가지 문제들이 불거질 수 있습니다. 특히 비타민A, 비타민E와 함께 노화와 발암의 원인이 되는 산화를 막는 항산화제로 꼽히기 때문에 현대인들이 특히 주목하는 건강기능식품입니다.

다른 동물들과 달리 인간은 체내에서 스스로 비타민C를 생성할 수 없다고 합니다. 다시 말해서, 꼭 음식이나 건강기능식품의 형태로 챙겨먹어야 한다는 뜻입니다. 그래서일까요? 생전에 노벨상을 두 번이나 수상한 미국의 화학자 라이너스 폴링 Linus Pauling은 심장병이나 암 같은 무서운 질병에서부터 독감이나 감기 같은 일상적인 질병에 이르기까지 거의 모든 질병을 치료할 수 있는 만병통치약으로 비타민C를 제시했습니다. 특히 그는 비타민C는 아무리 많이 먹어도 나머지를 몸 밖으로 배출된다며 하루에 3,000밀리그램 이상 섭취하는 이른바 '메가도스 요법[2] megadose therapy'을 창안했습니다. 주장의 진위와 상관없이 폴링 덕분에 비타민C의 효과와 기능은 대중들에게 널리 알려지게 되었습니다.

비타민C가 부족하면 몸에 어떤 일이 일어날까요? 별다른 몸의 이상이 없는데 갑자기 피로감이 몰려옵니다. 비타민C가 부족해지면서 체내 콜라겐 생성에 이상이 생기고, 콜라겐이 부족하며 상처가 잘 낫지 않게 되죠. 피가 한 번 나면 잘 응고되지 않고 출혈과 염증이 계속 됩니다. 모세혈관이 약해지면서 가벼운 충격에도 멍이 쉽게 들고, 잇몸이 헐거나 코피도 자주 납니다. 특히 여성들의 경우, 피부가 건조해지면서 푸석푸석해지

---

[2] 비타민C 메가도스 요법 : 비타민 C를 권장섭취량보다 과용량으로 복용하는 것을 의미한다.
(성인의 1일 권장량은 보통 100밀리그램이다.)

고 주름이 생깁니다. 손톱과 발톱이 약화되면서 자주 부러지는 일이 발생합니다. 관절 내 연골이 쪼그라들면서 관절염이 생길 수 있고, 심한 경우에는 다리가 부어서 서거나 걷기도 힘들어집니다. 무서운 건 면역력 저하와 암 발생의 위험성입니다. 소소한 감기나 가벼운 질병들에 쉽게 노출되면서 급성 폐렴으로 발전하기도 하고 항산화 기능을 제대로 수행하지 못하게 되면서 암에 걸릴 확률이 급격히 높아집니다. 미량영양소라고 해서 비타민C 결핍을 간단하게 생각하면 절대 안 됩니다.

  물론 흔치 않지만 비타민C도 호전반응이 있을 수 있습니다. 보통 메스꺼움이나 구토, 속쓰림, 복부 팽만, 설사 등의 문제가 일어날 수 있습니다. 소변이 평소보다 잦고 소변 색깔이 진한 황금색을 띠게 됩니다. 소변 시에 요도가 따끔거리는 증상이 있을 수 있습니다. 개인에 따라서는 소변에서 진한 약 냄새가 나기도 합니다. 때에 따라서 변비가 일어날 수도 있습니다. 비타민C는 본래 변비에 탁월한 효과가 있는 것으로 알려져 있는데, 흔치 않지만 액의 밸런스가 맞지 않아 역삼투압 효과 때문에 장에 수분이 빠지는 경우가 있습니다. 반대로 비타민C를 복용하면서 설사가 일어날 수도 있습니다. 이 경우는 비타민C가 정상적인 삼투압 효과를 일으키면서 발생하게 됩니다. 또한 유전적인 이유로 비타민C의 분해가 어렵거나 통풍환자의 경우 신장이나 요로에 결석이 생길 수 있습니다.

> **비타민C의 호전반응**
>
> 잦은 소변, 메스꺼움, 구토, 속쓰림, 복부 팽만감, 설사 등

비타민C와 함께 항산화제로 각광받고 있는 건강기능식품이 바로 비타민E입니다. 흔히 대중들에게 토코페롤로 알려져 있죠. 비타민E는 우리 몸이 염증과 싸우고 적혈구를 생산하는 데 도움이 되는 중요한 지용성 비타민이자 항산화제입니다. 비타민E가 부족하면 면역 기능 장애나 인지 기능 저하, 심혈관계 질환을 비롯한 다양한 질병의 위험이 올라가기 때문에 흔히 '항산화제의 황제'로 불립니다. 또한 비타민E는 근육을 생성하고 그 기능을 향상시키는 데 관여하는 물질로 알려져 있습니다. 특히 비타민E가 결핍된 신생아는 면역과 시력 문제를 가질 위험성이 높다는 연구결과도 있습니다. 그뿐 아닙니다. 비타민E는 대표적인 성인병 치료제입니다. 복부 지방, 고혈압, 고지혈증, 고혈당 및 중성지방 같은 대사증후군 역시 비타민E의 부족으로 일어날 수 있습니다. 무서운 건 비타민E가 부족해지면서 시야 축소를 포함한 여러 가지 시력 문제가 온다는 것입니다.

비타민E를 고를 때에는 어떤 부분을 살펴야 할까요? 무엇보다 천연 비타민E인지 아닌지 따져 보아야 합니다. 비타민E는 합성보다는 천연 원료로 섭취하는 게 좋기 때문입니다. 건강기능식품 라벨을 보면 성분표시가 있는데, 여기서 쉽게 해당 비타민E가 천연인지 합성인지 구별할 수 있습니다. 천연 비타민E는 알파토코페롤, 베타토코페롤, 감마토코페롤 등 8가지 다른 화합물로 이루어져 있지만, 합성 비타민E는 보통 8가지 화합물 중 알파토코페롤 하나만 들어 있는 경우가 많습니다. 반면 비타민C는 천연과 합성의 구분이 무의미하다고 합니다. 일부 업체에서는 마케팅의 일환으로 천연 비타민C의 우월성을 선전하지만, 과학적으로 근거 있는 연구들은 없습니다. 천연 비타민의 높은 가격에 비해 효능은 합성 비타민과 크게 다르지 않다는 게 현재까지 의학계의 중론입니다.

비타민E도 호전반응을 일으킬 수 있습니다. 개인차가 있으나 비타민E를 복용하고 메스꺼움과 두통, 잇몸 출혈, 코피, 피로, 설사, 위경련 등의 증상이 있을 수 있습니다. 무심코 칫솔질을 하다가 잇몸이 붉게 물들어 화들짝 놀라는 경우가 있습니다. 이 이유는 비타민E가 체내에서 흡수되면서 혈관 내 혈류를 원활하게 해주기 때문입니다. 일부 선진국에서 비타민E를 혈전치료제로 사용하고 있는 이유도 바로 비타민E가 혈행을 개선해주기 때문이죠. 코피 역시 이와 동일한 이유 때문에 일어날 수 있습니다. 반면 메스꺼움과 위경련, 설사 같은 소화기 계통의 호전반응은 비타민E의 문제라기보다는 평소 먹지 않던 건강기능식품에 몸이 적응하는 기간이 필요하기 때문에 발생하는 경우가 대부분입니다. 하루 이틀, 길면 사나흘이면 금세 좋아집니다. 호전반응이 일어날 때에는 비타민의 용량을 반으로 줄이면서 상태가 호전되기를 기다리는 게 좋습니다. 어느 정도 이상반응이 진정되면 다시 비타민의 용량을 서서히 늘려가면서 추이를 지켜봅니다.

비타민이 좋다고 무작정 많이 복용하는 건 좋지 못합니다. 비타민E는 정확히 정해진 용량을 복용하는 것을 추천하며 과도한 섭취는 도리어 건강을 해칠 수 있습니다. 특히 임신 초기에는 비타민E의 섭취가 태아에게 치명적일 수 있기 때문에 꼭 전문의의 상담을 받고 복용을 결정하는 게 좋습니다. 임신 첫 8주 동안 비타민E 보충제를 복용한 여성의 경우, 선천선 심장병 발병 확률이 1.7배에서 9배 이상 증가했다는 연구 결과도 있습니다. 하지만 대부분의 경우 비타민E는 산모와 태아에게 모두 유익한 기능을 갖는다고 합니다. 비타민C와 달리 비타민A와 비타민E는 메가도스 요법이 불가한 비타민들입니다. 비타민E가 동맥경화중이나 루게릭병에 탁월한 효과를 갖는다는 연구도 있으나, 아직까지 학계에서 인정하고 있는 요법은 아니기 때문에 비타민 만능주의에 빠져서는 안 됩니다.

> **비타민E의 호전반응**
>
> 메스꺼움, 설사, 두통, 위경련, 출혈, 코피 등

피부와 생활에 탄력을 - **콜라겐**

요즘 콜라겐의 인기가 하늘을 찌릅니다. 얼마 전까지만 해도 단순히 피부를 생각하는 여성들의 전유물 정도로 알고 있었으나, 최근에 콜라겐이 단지 피부 탄력뿐 아니라 인체 내 각 장기와 뼈, 무릎 같은 관절의 기능 유지에 직접 관여한다는 사실이 과학적으로 속속 밝혀지며 남녀 가리지 않고 많은 소비자들의 관심을 끌고 있습니다. 자외선과 미세먼지, 황사와 같은 환경적 요인과 수면 부족, 고열량 고염분 패스트푸드 식단, 직장 스트레스, 잦은 다이어트 등과 같은 생활 요인들로 피부 건강이 날로 악화되는 현대인들에게 어느덧 콜라겐은 선택이 아닌 필수가 되었습니다. 특히 콜라겐이 탈모 방지에도 효과가 있다는 사실이 언론에 보도되면서 탈모로 고민하는 남성들까지 꾸준히 찾는 제품이 되었습니다.

콜라겐은 섬유 단백질의 일종으로 인체를 구성하는 단백질의 약 30%는 콜라겐으로 이루어져 있습니다. 사람 피부의 70%, 연골의 50%가 콜라겐이라고 보면 어느 정도 맞습니다. 콜라겐은 노화 과정에서 직격탄을 맞는 성분으로 알려져 있습니다. 체내 콜라겐 함량은 20대부터 줄어들기 시작해 노화가 진행될수록 급격히 감소하는데, 여성의 경우 20대 중반부터 1년마다 체내 콜라겐이 1%씩 감소하여 40대가 되면 20대의 절반 수준으로 떨어진다는 연구 보고도 있습니다. 좀 우울한 이야기입니다. 상황이 이렇다 보니 콜라겐을 얼굴에 바르는 분들이 있는데, 콜라겐은 피부에 바르는 게 아니라 섭취해야 흡수가 되는 성분입니다. 따라서 콜라겐으로 만들었다는 화장품은 실제 피부 건강에 별 다른 효과를 가지지 못한다는 뜻이죠. 결국 체내에서 자체적으로 콜라겐을 합성할 수 있도록 20대 때부터 꾸준히 섭취하는 것밖에 다른 길은 없습니다.

그렇다면 콜라겐 제품은 어떻게 골라야 할까요? 먼저 제품을 선택할 때에는 식약처에서 인정한 기능성 콜라겐인지, 콜라겐과 함께 섭취하는 성분들이 함께 들어있는지 꼼꼼히 체크하는 게 좋습니다. 콜라겐은 우리 몸의 피부 세포들이 서로 떨어지지 않게 이들을 단단히 연결하여 탄력을 유지시키는 기능을 하는데, 이런 기능을 돕기 위해 보통 엘라스틴이나 히알루론산, 세라마이드 같은 성분들이 제품 내에 함께 들어 있습니다. 사실 이런 성분들은 모두 우리 피부를 구성하는 물질이기 때문에 콜라겐을 효과적으로 흡수할 수 있도록 그 기능을 돕습니다. 엘라스틴은 콜라겐을 지지하는 스프링 역할로 피부의 진피층을 단단히 묶는 데 관여합니다. 일반적으로 화장품 성분으로 쓰이는 히알루론산은 피부 속 수분을 저장하는 기능을 하며, 세라마이드는 표피층에 피부 장벽을 구성하는 성분으로 외부로부터 들어오는 유해물질을 차단해줍니다.

특히 콜라겐은 흡수가 중요하기 때문에 제품을 고를 때 분자 크기를 비교해봐야 합니다. 분자 크기에 따라 같은 양의 콜라겐을 먹어도 체내 흡수율에서 10배에서 수백 배 이상의 차이가 날 수도 있기 때문에 되도록 크기가 작은 콜라겐 제품을 선택하는 게 유리합니다. 콜라겐 분자 크기는 보통 달톤Da으로 표시하는데, 500Da이 대략 머리카락의 10만 분의 1정도 크기라고 합니다. 어마어마하게 작은 크기입니다. 함유된 콜라겐의 크기가 3,000Da보다는 1,000Da인 것이, 그리고 1,000Da보다는 500Da인 것이 당연히 더 분자가 작은 제품입니다. 하지만 1,000Da 이하로는 흡수율에 큰 차이가 없으니 시중에 나와 있는 제품들을 일일이 비교해 보고 그 중 1,000Da 이하의 제품을 고르면 그런대로 실패할 확률이 적어집니다. 또한 제품 중에서 화학첨가물이 적은 제품, 어류에서 추출한 콜라겐으로 제조한 제품을 고르는 게 좋습니다.

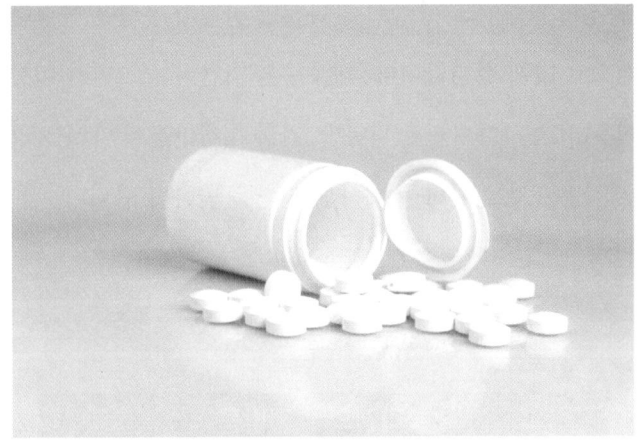

모든 건강기능식품이 그렇듯, 콜라겐에도 부작용이 있습니다. 콜라겐을 너무 많이 섭취하면 섬유아세포가 과다 증식하며 자궁선근증 같은 자궁질환을 일으킬 수 있습니다. 자궁선

근증은 월경 과다, 하혈, 빈혈, 난임, 생리통, 골반통 등의 여러 증상들을 일으킬 수 있기 때문에 부작용이 있을 때에는 반드시 담당 의사의 상담을 받아야 합니다. 반면 콜라겐 섭취로 인해 일시적으로 호전반응이 올 수 있는데, 이때 호전반응을 부작용으로 착각해서 콜라겐 섭취를 중단해서는 안 됩니다. 피부에 발진이 생길 수도 있고, 얼굴에 홍조가 가시지 않는 경우도 있습니다. 때에 따라서는 피부 가려움증, 뾰루지, 백반증, 알레르기 등이 동반되기도 합니다. 이럴 경우, 제품 복용을 하루 이틀 정도 중단하고 증상이 완화되면 천천히 용량을 증량하는 방식으로 다시 섭취합니다. 대부분은 시간이 흐르면서 이상반응이 저절로 사라지게 됩니다만, 간혹 이상반응이 다시 올라오면 부작용으로 판단하여 의사의 진단을 받아야 합니다.

콜라겐의 호전반응

피부 가려움증, 뾰루지, 얼굴 홍조, 알레르기 등

건강기능식품별 호전반응 사례

제품군	호전반응의 증상들
비타민A	가려움증, 현기증, 구토, 식욕감퇴 등
비타민B	얼굴 화끈거림, 속쓰림, 울렁거림, 손떨림, 감각이상 등
비타민C	잦은 소변, 메스꺼움, 구토, 속쓰림, 복부 팽만감, 설사 등
비타민E	메스꺼움, 설사, 두통, 위경련, 출혈, 코피 등
프로바이오틱스	변비, 복부팽만감, 더부룩함, 빈번한 방귀, 설사 등
콜라겐	피부 가려움증, 뾰루지, 얼굴 홍조, 알레르기 등
오메가-3	혈당 상승, 설사, 식욕감퇴, 위경련, 구토 등
칼슘	변비, 울렁거림, 잔뇨감 등
글루코사민	두통, 졸림, 나른함, 복통, 소화불량, 가려움 등
노니	피부습진, 가려움, 설사, 복통, 속쓰림 등
쏘팔메토	현기증, 오심, 구토, 두통 등

4장

자연치유력을 높이자

자연치유력을 높이자

"모든 아름다운 것 뒤에는 일종의 고통이 있다."
- 밥 딜런 -

히포크라테스는 "음식으로 못 고치는 병은 의사도 못 고친다."고 단언했습니다. 건강에 있어 평소 섭식攝食과 양생養生이 얼마나 중요한지 말해주는 명언입니다. 그가 건강한 삶을 영위하는 데 으뜸으로 여겼던 원리는 값비싼 약재를 쓰거나 세상이 모르는 비기秘技를 적용하는 게 아니라 무엇보다 매일 먹고 마시는 음식에 집중하는 것이었습니다. 물과 밥처럼 하찮아 보이는 것들이 우리 몸을 든든히 지탱하는 가장 중요한 기둥이 된다고 믿었기 때문입니다. 맞습니다. 자연의 이치에 따라 순리대로 살며 어리석음과 아둔함을 버리고 병에 걸리지 않도록 단순하고 건전한 생활방식을 추구하는 것이야말로 몸의 자연치유력을 극대화하는 길입니다.

한 톨의 쌀알 속에 신체 오장육부의 정수精髓가 담겨 있으며 질서정연하게 돌아가는 우주 전체의 원리가 반영되어 있습니다. 우리 몸은 생성과 사멸의 사이클을 그리며 항상성을 유지합니다. 하루에 1조 개의 세포가 죽고 다시 1조 개의 세포가 새로 생성됩니다. 우리가 눈을 뜨고 있거나 눈을 감고 잠을 자는 순간에도 자연치유력은 어김없이 신체의 구석구석에서 일어나는 소멸과 생성의 사이클에 관여하고 있습니다. 병이나 노화로 망가진 세포는 뭉쳐서 떨어지거나 몸 밖으로 배출됩니다. 그 자리에는 마치 새 살이 돋듯이 새로이 세포가 만들어지고 혈관이 이어져 자리를 채웁니다. 우리가 먹은 한 끼는 단순히 허기를 채우는 음식으로 그치지 않고 피와 살을 만들고 뼈와 인대를 세우는 기초적인 재료가 되어줍니다.

이번 장에서는 이러한 기본적인 원리를 통해 자가 면역력을 높이고 자연치유력을 증강시킬 수 있는 방법들을 살펴보고자 합니다. 명심하세요. 건강은 하루아침에 얻어지지 않습니다. 매일 한 숟갈의 밥과 한 모금의 물, 한 숨의 호흡과 한 걸음의 보행이 건강한 나를 만들고 굳건한 삶의 토대가 됩니다.

해답은 면역력에 있다

 심한 병치레 없이 행복하고 건강한 삶을 살기 위해서는 우리 몸에 내장된 자연치유력을 돕고 치료 과정에서 비롯된 호전반응을 가속화시키는 수밖에 없습니다. 그렇다면 어떻게 그렇게 할 수 있을까요? 면역력이 답입니다. 호메오스타시스를 유지하고 낮과 밤, 음과 양, 오른쪽과 왼쪽 뇌를 조율하기 위해서는 몸의 면역력을 키워야 합니다. 면역을 뜻하는 영단어 이뮤너티 immunity는 의무나 부담을 뜻하는 라틴어 '무니스munis'에서 파생한 단어입니다. 말 그대로 이뮤너티는 무니스, 즉 의무나 부담이 없거나 면제되었다는 뜻입니다. 면역력이 높은 사람은 몸이 부담해야 할 육체적 의무나 질병에서부터 '면제된' 이들입니다.

 면역력을 높일 수 있는 다섯 가지 방법이 있습니다. 무엇보다 양질의 음식을 골고루 잘 먹기(섭취하기), 밤에 활동하는 게 아니라 시간과 장소를 정해 놓고 충분히 잘 자기(휴식하기), 먹은 것을 잘 소화시키고 소변과 대변, 호흡과 땀으로 잘 싸기(배출하기), 하루에 일정한 시간은 꼭 몸을 움직이며 잘 걷기(운동하기), 하루 동안 받은 스트레스나 걱정거리는 날을 넘기지 말고 꼭 그날 안에 잘 풀기(해소하기)가 그것입니다. 어떻게 보면 매우 단순하고 질박한 미니멀라이프를 실천하는 것과 같습니다.

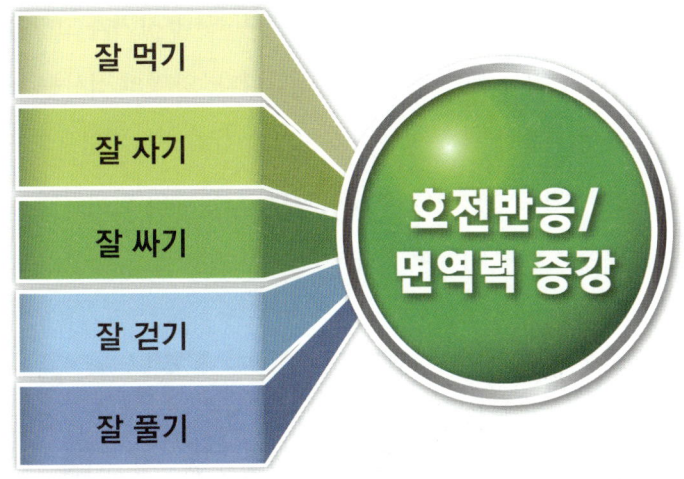

잘 먹기(섭취하기)

포이어바흐는 '사람은 먹는 것 그 자체다Der Mensch ist was er isst.'라는 말을 남겼습니다. 아무리 생각해도 의미심장한 말입니다! 내가 오늘 먹는 게 나를 구성하고 결국 그것이 내일의 나 자신이 된다는 겁니다. 내가 오늘 정크푸드junk food를 먹으면 내일의 나는 그만큼 정크junk가 될 겁니다. 이처럼 식사는 인간의 신체를 구성하는 기본적인 재료를 제공해줍니다. 인간의 골격은 3층 양옥집과 같습니다. 철근 콘크리트로 기둥을 세워도 기준 미달의 싸구려 건축자재를 쓰면 수개월의 공사가 날림이 되고 말죠. 마찬가지입니다. 아무리 허우대 멀쩡하게 태

어났어도 부실한 음식을 집어넣으면 한두 군데 장기가 고장을 일으키다가 결국 몸 전체가 퍼지고 맙니다. 양질의 식사를 통해 인체에 필요한 필수 영양소를 고르게 섭취하는 것만으로도 우리 몸의 면역력을 높일 수 있습니다. 그렇다면 면역력에 좋은 음식에는 어떤 것들이 있을까요?

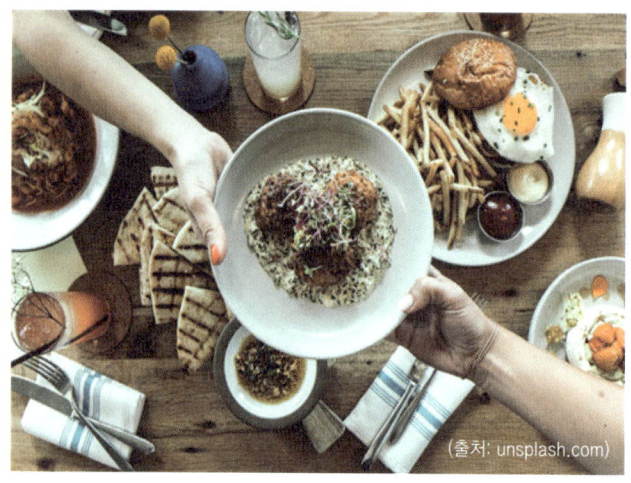

(출처: unsplash.com)

식사는 면역력을 키우는 데 가장 중요한 하루 일과에 속한다.

제일 좋은 식단은 균형진balanced 식단입니다. 우리가 흔히 5대 영양소라고 부르는 단백질, 탄수화물, 지방, 비타민, 미네랄이 함유된 음식을 매끼니 골고루 섭취하는 게 무엇보다 중요합니다. 여기에다가 최근 주목받고 있는 식이섬유와 물을 포함해서 7대 영양소까지 그 범위를 넓히면 더욱 탄력적인 면역력을 기를 수 있습니다. 호전반응은 음식을 바꾸면서 일어나기도 합니다. 무분별하게 먹던 식단을 바꿔서 녹황색채소 중심의 채식 식단을 꾸리면 처음에는 배가 더부룩하고 왠지 소화가 잘 안 되는 느낌이 듭니다. 배에 가스가 차고 시도 때도 없이 방귀가 터져서 곤혹스럽기까지 하죠. 그러나 걱정할 필요 없습니다. 새로운 식사를 통한 호전반응은 약물을 복용하면서 일어나는 호전반응보다 훨씬 기간도 짧고 그 폭도 좁습니다.

좋은 음식을 먹는 것만큼이나 나쁜 음식을 멀리하는 것도 중요합니다. 지나친 육류 섭취, 술 담배, 가공식품, 정제식품, 인스턴트식품, 식품첨가물, 인공감미료, 트랜스지방 같은 우리 몸에 안 좋은 음식은 입에서 되도록 멀리 하는 식습관을 갖습니다. 라면이나 햄버거, 피자, 튀김 같은 정크푸드도 평소 신체 면역력을 깎아 먹는 주범입니다. 뿐만 아니라 최근에는 음식에 묻어있는 농약이나 중금속, 오염물질, 환경호르몬, 각종 유해물질도 각별히 조심해야 합니다. 흐르는 물에 여러 번 씻고 화학제보다는 구연산이나 베이킹소다로 세척해서 식탁에 올립니다. 또한 이미 우리 식탁을 점령한 유전자조작식품GMO[3]에도 주의를 기울입니다.

---

[3] GMO : genetic modified organism의 약자

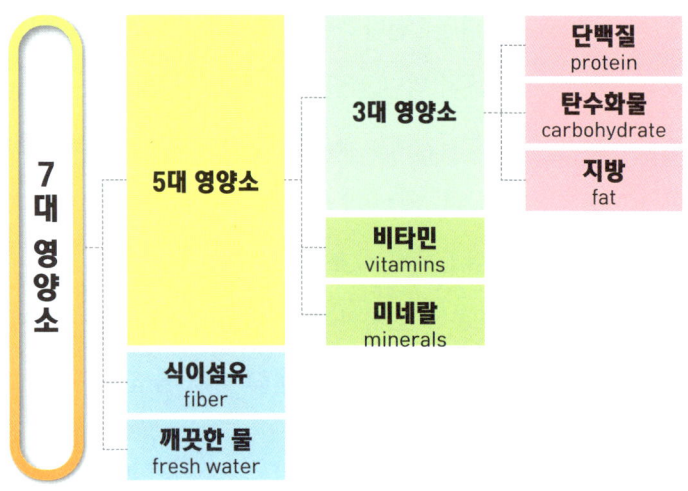

 호전반응을 이기려면 내 입맛을 믿지 않는 게 중요합니다. 평소 먹고 싶은 것은 나쁜 식습관이 부르는 그릇된 신호입니다. 늦은 밤마다 족발이나 치킨이 당긴다면 그건 건강한 면역력이 부르는 게 아니라 잘못된 식습관이 부르는 것입니다. 먹고 싶은 것을 먹다가는 하고 싶은 것도 못하고 하루아침에 황천길로 떠날 수 있습니다. 되도록 입에 좋은 것보다는 몸에 좋은 것을 먹으려고 해야 합니다. 한 끼에 너무 많은 음식을 먹지 말고 매번 자연에서 얻을 수 있는 다양한 재료를 골고루 먹는 것이 포인트입니다.

 또한 건강보조식품 역시 좋은 선택이 될 수 있습니다. 일부 비타민은 우리 몸에서 자체적으로 생성되지 않기 때문에 건강식품의 형태로 꼭 섭취해야 합니다. 보통 건강식품에는 다음의 세 가지 종류가 있습니다. 일반 건강식품, 건강보조식품, 건강기능식품 등이 그것입니다. 일반 건강식품은 건강에 도움이 되는 원료로 만들어진 제품을 통칭합니다. 반면 건강보조식품은 1~2차 가공을 통해 만들어진 건강제품을 지칭합니다. 마지막으로 건강기능식품은 그 중에서도 건강상 효과를 인증기관에서 인정받은 제품을 말합니다. 건강기능식품은 정식 협회나 기관에서 받은 인증마크가 붙어 있습니다. 피라미드로 탑을 쌓는다면, 제일 아래에 건강식품, 그 위에 건강보조식품, 그리고 맨 위에 건강기능식품이 위치한다고 보면 될 겁니다.

중요한 건 모든 제품이 다 효과가 있는 게 아니라 인증마크가 있는 제품인지 꼼꼼히 따져봐야 한다는 겁니다. 국내의 경우, 정부기관인 식품의약품안전처는 동물실험과 인체적용실험 등 과학적 근거를 평가하여 기능성원료를 인정하고 있으며, 건강기능식품은 「건강기능식품에 관한 법률」에 따라 이런 기능성원료를 가지고 만들어진 제품이라고 보면 됩니다. 따라서 아무리 '건강식품'이니 '자연식품', '천연식품'이니 광고를 해도 인증마크를 달고 있는 제품이 아니라면 일단 복용을 다시 생각해보는 게 좋습니다. 천연 제품이나 건강식품이라고 해서 다 몸에 좋은 건 아니기 때문입니다. 호전반응을 일으키는 제품과 부작용을 일으키는 제품은 벌써 인증마크에서부터 차이가 납니다. 식약처장이 고시하거나 별도로 인정하는 원료('고시형 원료'나 '개별인정형 원료')가 들어간 제품은 호전반응을 유도하지만, 근거도 족보도 없는 제품은 먹어봤자 몸만 축날 뿐입니다. 일단 의심스럽다면 한국건강기능식품협회 홈페이지(www.khsa.or.kr)를 가면 누구나 인증된 제품인지 확인할 수 있습니다.

GMP	건강기능식품 제조 및 품질 관리가 우수한 업체에 식약청이 주는 인증 마크
KHSA	건강기능식품의 제조 및 유통에 대해 건강기능식품 협회가 주는 인증 마크
NSF	건강기능식품의 위생 항목에 관해 미국 국립위생협회(National Sanitation Foundation)가 주는 인증 마크
건강기능식품	식약청이 건강기능식품임을 인증한 마크
Traceability 이력추적	건강기능식품의 제조에서 유통, 판매까지 이력을 추적하여 관리한 제품에 식약청이 주는 인증 마크 (식품이력추적관리)
HACCP	식약청이 건강기능식품의 안전성을 보증하기 위해 생산에서 제조, 가공, 보존, 유통까지 모든 단계의 위생상태를 인증한 마크(식품안전관리인증기준)

각종 건강기능식품 인증마크

잘 자기(휴식하기)

 수면은 건강에서 결코 빠질 수 없는 매우 중요한 덕목입니다. 마하트마 간디는 "매일 밤, 나는 잠을 자면서 죽고 다음 날 아침 일어나면서 다시 태어난다."고 말했다고 합니다. 수면이 얼마나 중요한지 말해주는 말 같습니다. 그의 말대로 수면은 우리가 매일 마주하는 작은 죽음la petit mort과 같습니다. 산다고 사는 게 아닙니다. 우리는 매일 죽어야 다시 살아날 수 있습니다. 당연히 하루를 꼬박 뜬눈으로 지새우면 몸의 재생과 성장은 일어나지 않습니다. 잠의 무덤에서 부활하지 못하는 사람은 오늘의 내가 아닌 어제의 나로 살아가는 것과 같습니다.

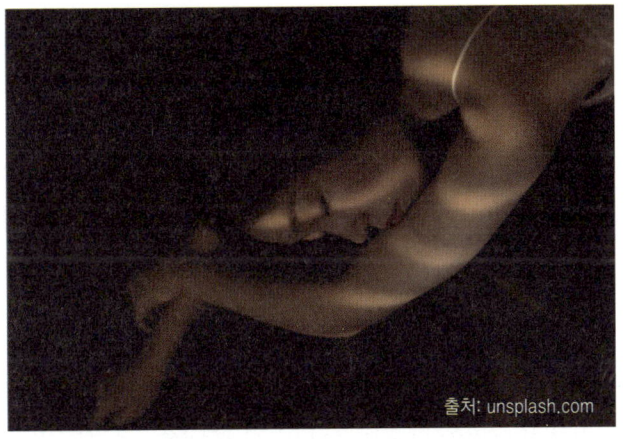

잠은 면역력을 높이고 호전반응을 일으키는 중요한 관문이다.

 인간은 일생의 3분의 1을 잠으로 보낸다고 합니다. 밥 먹는 데 쓰는 시간이 12분의 1인 것에 비하면 우리가 일상에서 하는 그 어떤 행동보다 더 많은 시간을 잠에 할애하는 셈이죠. 그래서 많은 사람들이 착각하는 것처럼 잠은 게으른 자의 미덕이 아닙니다. 잠을 자는 동안, 몸은 쉴 새 없이 움직이며 놀라운 복원력을 발휘하기 때문입니다. 당연히 며칠 동안 잠을 자지 못하면 집중력은 급격히 떨어지고 기억력은 감퇴하기 마련입니다. 작업 중인 노동자들은 잦은 실수를 저지르고 도로 위의 운전자는 사고 확률이 가파르게 올라갑니다. 불면 기간이 더 길어지면 정서가 불안해지고 말이 헛나가거나 환각 상태에 빠지기도 합니다. 연신 내려가는 눈꺼풀은 천하장사도 들어 올릴 수 없다는 말이 의미 없는 공허한 표어가 아닙니다.

수면 중에 우리 몸의 세포는 재생과 리부팅 과정에 들어갑니다. 숙면을 취하면 잘 먹는 것만큼 잘 자는 게 왜 중요한지 알게 되죠. 이와 관련된 실험이 있었습니다. 불면증과 기면증에 대한 포괄적인 연구를 수행했던 시카고대학의 앨런 레흐샤펜 Allan Reschtschaffen은 1980년대 실험용 쥐를 대상으로 불면증이 개체에 어떠한 치명적인 영향을 미치는지 연구했습니다. 그는 쥐들을 두 집단으로 나눠 한 집단의 쥐에게 강제적으로 충격을 가해 일부러 수면을 방해했습니다. 일주일 정도까지는 집단 간 눈에 띄는 변화가 보이지 않았지만, 2주일이 되자 잠을 이루지 못한 쥐들의 피부에서 털이 빠지고 궤양이 도졌습니다. 일부는 신진대사가 어그러지면서 체온이 급격히 내려갔습니다. 그렇게 수면 부족에 빠진 쥐들은 대략 2.5주가 지나자 감염증이 발병하여 차례로 죽어나갔습니다.

수면부족이나 불면증은 육체건강뿐 아니라 정신건강에도 치명적입니다. 수면이 부족하게 되면 우울증과 착란증, 조울증, 조현병(정신분열증) 등이 발병할 수 있습니다. 그래서 수면의 양만큼 수면의 질도 중요하죠. 한 시간을 자더라도 깊은 수면에 들면 그만큼 피로 회복 속도가 빨라지기 때문입니다. 특히 공부를 하는 수험생들에게 수면은 하루 동안 학습된 정보들을 정리하는 중요한 의례와 같습니다. 미국 미시간주립대학교 심리학 교수이자 인지신경과학자인 킴벌리 펜Kimberly Fenn 박사와 동료들은 연구를 통해 충분한 수면이 부정확한 정보와 기억을 지워내고 기억의 원천을 강화한다는 사실을 알아냈습니다. 실험 참가자들에게 단어가 적힌 목록을 보여주고 12시간 후 암기한 단어를 식별하도록 요구했습니다. 한 집단은 아침(오전 10시)에 훈련을 받고 정상적으로 잠을 자지 않고 오후 10시에 테스트를 받았고, 다른 집단은 최소 6시간 이상 잠을 잔 뒤인 12시간 후 밤에 검사를 받았습니다. 결과는 놀라웠습니다. 잠을 잔 집단의 학생들은 그렇지 않은 집단보다 기억력 오류가 적었고 잘못된 단어를 선택하는 비율도 훨씬 낮았습니다.

여기에는 어떤 마법이 숨겨져 있었던 걸까요? 수면은 크게 렘REM수면과 비렘non-REM수면으로 나뉜다고 합니다. 렘수면은 자는 동안 '눈이 빠르게 움직이는rapid eye movement' 현상이 나타나며 비렘수면은 그렇지 않습니다. 렘수면은 어떻게 발견되었을까요? 1953년, 당시 시카고대학에서 심리학을 공부하는 대학원생이었던 유진 아세린스키Eugene Aserinsky와 그의 지도교수였던 나다니엘 클레이트먼Nathaniel Kleitman은 우연히 수면 연구의 역사에 길이 남을 획기적인 발견을 하게 되었습니다. 그들은 환자들이 잠에 빠져들 때 눈꺼풀이 바쁘게 움직이는 현상을 발견하고 호기심을 가졌습니다. 아세린스키는 자신의 일곱 살 난 아들을 놓고 잠을 잘 때 어떤 단계에서 안구가 움직이는지 기록해 두었습니다. 사람이 잠을 자면서 눈알이 움직인다는 사실을 알아낸 것은 언뜻 단순해 보이지만 과학적으로 대단히 획기적인 발견이었습니다. 이후 이어진 일련의 연구를 통해 이들은 이러한 현상을 렘수면이라고 이름 붙였습니다.

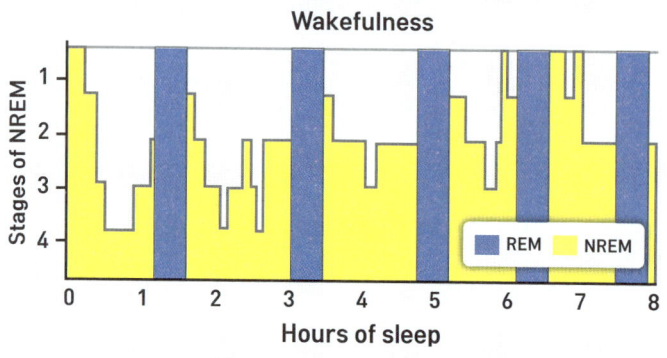

수면의 구조, 렘수면과 비렘수면

그들은 사람이 자는 동안 하룻밤 사이에 보통 5-7 차례의 렘수면을 반복적으로 경험한다는 사실을 알았습니다. 렘수면은 꿈을 꾸면서 대뇌활동이 활발해지고 감정과 학습능력을 관장하는 부위가 하루 동안 일어난 사건들을 정리한다고 합니다. 결국 수면 학습의 비밀은 렘수면에 있었던 것입니다. 반면 비렘수면은 신체의 회복 과정과 관련이 있으며 특히 이때 성장 호르몬이 분비된다고 합니다. 옛말에 어른들이 "아이가 잠을 잘 자면 키가 쑥쑥 자란다."고 말씀하시던 것이 이와 같은 맥락입니다. 잘 먹고 잘 움직이는 것만큼 제때 잠을 잘 자는 것도 이만큼 중요한 일입니다.

특히 수면은 면역력과 밀접한 연관이 있습니다. 수면 시 몸에서 분비되는 멜라토닌melatonin이 우리 몸의 면역력을 높여주기 때문입니다. 따라서 평소에 잠을 제대로 이루지 못하거나 수면의 질이 떨어지는 사람이라면, 수면을 방해하는 습관부터 줄이는 게 좋습니다. 커피나 홍차 같이 카페인이 함유된 음료는 자제하고, 잠자리에 들기 직전 TV나 스마트폰을 장기간 보는 것도 금해야 합니다. 침실은 암막커튼이나 조명을 이용하여 최대한 어둡게 유지하고, 주변에 수면을 방해할만한 물건들은 미리 치워 두는 것도 좋은 방법입니다. 과도한 저녁 식사를 피하고 잠들기 한두 시간 전에 간단한 운동과 따뜻한 샤워를 통해 수면을 준비하는 습관도 추천합니다.

잘 싸기(배설하기)

잘 먹는 것만큼이나 잘 싸는 것도 중요합니다. 몸에 다양한 영양분을 넣는 것만큼 몸에 들어온 노폐물을 잘 배출하는 것도 건강에 절대적이기 때문입니다. 식단을 꾸릴 때에는 단백질이며 탄수화물이며 지방이며 골고루 균형을 맞춰 세심하게 준비해야 하지만, 배설을 할 때에는 소변이든 대변이든 몸에 머무는 시간이 가장 짧게 하는 것만 조심하면 됩니다. 특히 변비는 건강의 적신호입니다. 변비에 걸린 장은 언제 터질지 모르는 시한폭탄을 몸에 두르고 돌아다니는 것과 같습니다. 요즘 TV 광고를 보십시오. 매시간 빠지지 않고 등장하는 광고가 변비약 CF입니다. 식단에서 과일과 채소가 부족해지면 식이섬유의 섭취가 용이하지 않게 되어 변비가 올 수도 있습니다. 대장에 변이 오랫동안 머물게 되면서 여러 유해한 발암인자를 내놓게 되고 그로 인해 생겨난 용종은 암 덩어리로 커갈 수 있다는 사실을 명심하시기 바랍니다.

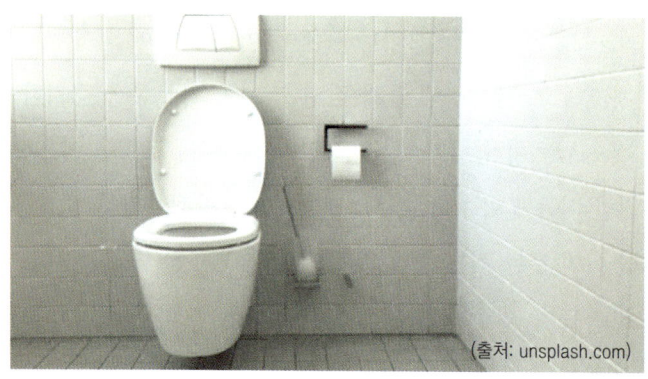

(출처: unsplash.com)

잘 먹는 것만큼이나 잘 싸는 것도 중요하다.

인간의 장 안에는 수백 종의 장내 세균들이 살고 있습니다. 개중에는 몸에 이로운 이익균도 있지만, 반대로 건강을 해치는 유해균들도 있죠. 유산균이나 효모균처럼 장내 활동과 소화, 영양분 흡수를 돕는 균들은 더 증식할수록 건강에 유익합니다. 반대로 바실루스(간균)나 포도상구균 같이 설사를 일으키고 독소를 내뿜는 균들은 빨리 몸 밖으로 배출시켜야 합니다. 우선 몸에 이로운 유익균은 크기에 따라서 효모균과 박테리아로 나눌 수 있습니다. 효모균은 대표적인 유익균으로 장내 소화를 돕고 장의 염증을 줄입니다. 반면 장에서 유익한 역할을 담당하는 박테리아류에는 당화균, 유산균, 낙산균 등이 있습니다. 김치나 요구르트처럼 인간이 섭취하는 유익균은 대부분 발효를 통해 만들어집니다. 프로바이오틱스가 최근 각광받고 있는 건 그만큼 국민들 사이에서 장 건강에 대한 관심이 많아졌다는 사실을 반영합니다. 대장 속 유익균의 먹이가 되는 프로바이오틱스가 부족해지면서 설사가 자주 발생하기도 합니다.

호전반응의 하나로 소변과 대변이 잦을 때에는 물을 자주 섭취하고 식단을 조절해주는 게 좋습니다. 잘 싸는 것에는 소변과 대변뿐만 아니라 땀도 포함됩니다. 적절한 배변활동을 통해 몸의 노폐물과 세균을 배출해주지 않으면 몸에 여러 가지 문제가 생길 수 있기 때문입니다. 소변과 대변만큼이나 땀도 중요한 배설 활동입니다. 한 마디로 땀이 난다는 것은 몸이 활동을 시작했다는 뜻입니다. 땀은 알코올과 콜레스테롤, 소금과 같이 체내에 축적된 나쁜 성분들을 밖으로 빼내는 배출작용, 땀의 증발과 함께 체온을 낮춰주고 몸의 기능을 정돈시켜주는 냉각작용, 모공이 열리고 피부에 쌓인 먼지와 때를 씻어내는 세척작용, 결핵 및 기타 병원균을 퇴치하고 건강을 지키는 항균작용을 합니다. 여기에 땀과 함께 스트레스를 날려주고 심신의 안정을 유지시켜주는 진정작용까지 신체와 정신 모두에 매우 긍정적인 효과를 갖습니다.

다만 땀을 흘린 뒤에 주의할 것은 몸이 땀으로 흥건한 상태에서 그냥 놔두지 말고 바로 샤워나 목욕을 통해 피부에 있는 땀을 씻어줘야 한다는 것입니다. 땀을 놔둘 경우에 식으면서 자칫 오한을 느낄 수 있고, 염분을 비롯하여 땀에 섞여 있는 나쁜 물질들이 피부에 트러블을 일으킬 수 있기 때문입니다. 땀과 함께 모공으로부터 빠져나온 먼지들은 피부 표면에 그대로 축적되므로 매일 샤워를 통해 피부에서 노폐물을 완전히 씻어내야 합니다. 운동할 때에는 땀이 배거나 쉽게 젖는 옷은 가급적 피하고 통풍과 환기가 잘 되는 특수 소재의 스포츠의류를

착용하는 게 좋습니다. 운동이나 등산 직후, 땀이 난다고 갑자기 옷을 훌러덩 벗거나 에어컨이 틀어진 장소로 급히 들어갈 경우, 감기나 저체온증이 올 수도 있으니 주의해야 합니다.

땀을 흘리지 않으면 어떤 일이 일어날까요? 무한증無汗症이 있는 극단적인 경우, 현기증이나 피부 발진, 나아가 의식을 잃을 수도 있습니다. 평소에 땀을 많이 흘리는 게 좋습니다. 한 연구에 따르면, 운동을 통해 규칙적으로 땀을 배출시키는 사람은 체내 염분과 칼슘이 뭉쳐서 생기는 요로결석이나 신장염에 걸릴 확률이 그렇지 않은 사람보다 5배 이상 낮다고 합니다. 평소 땀으로 염분을 배출하고 그만큼 물을 더 마시는 경향이 있기 때문입니다. 그렇다고 땀이 적당해야지 너무 많으면 그것도 문제가 됩니다. 체온을 조절하는 데 필요 이상으로 많은 땀을 배출하는 경우, 이를 보통 다한증多汗症이라 부릅니다. 다한증은 과도하게 땀을 분비하여 체온을 빨리 떨어뜨려 도리어 건강에 나쁜 영향을 미칩니다. 자율신경계 이상으로 신경전달물질에 대해 과민하게 반응해서 필요한 이상의 땀을 분비하는 경우가 대부분입니다. 땀이 난다고 무조건 호전반응이라 치부하지 말고 이러한 증상이 계속될 경우에는 의사의 진찰을 받아보는 게 좋습니다.

결국 배설작용은 넓은 의미로 디톡스detox 과정이라고 볼 수 있습니다. 디톡스는 독을 뜻하는 단어 '톡신[4]toxin'과 탈락을 뜻하는 접두어 '디de-'가 합쳐져 만들어진 단어입니다. 술이나 독에 중독되는 것을 흔히 '인톡시케이트intoxicate'라고 하는데, 몸 안으로 독이 들어왔다는 뜻이 됩니다. 디톡스는 말 그대로 몸에 들어온 독을 제거하는 것을 말합니다. 한자로는 독을 풀어버린다는 의미로 해독解毒이라는 말로 바꾸어 쓸 수 있습니다. 디톡스는 대표적인 호전반응입니다. 특히 우리 몸에 들어온 독이 빠지면서 몸에서 다양한 이상 반응들이 일어나는데, 대표적인 증상이 배설작용이기 때문입니다. 독소가 우리 몸에 깊숙이 박혀있을수록 디톡스 과정에서 정도가 심한 배설작용이 일어나는 편입니다.

---

[4] 톡신: 독을 뜻하는 영단어에는 크게 네 가지가 있다. 대표적인 게 포이즌(poison)으로 자연적인 독과 화학적인 독을 모두 가리키는 가장 넓은 용어를 가진 단어다. 그 다음이 베놈(venom)이라는 단어로 이는 보통 뱀이나 전갈, 거미 같은 생물학적으로 분비되는 독을 가리킨다. 세 번째 단어는 톡신(toxin)인데, 이 독은 외부에서 몸으로 들어온 독을 지칭할 때 종종 쓰는 단어다. 네 번째 단어는 베인(bane)인데, 보통 비유적 의미로 쓰인다.

잘 걷기(운동하기)

히포크라테스는 '걷는 것이야말로 인간에게 최고의 명약'이라고 말했습니다. 걸으면 신체뿐 아니라 두뇌 활동도 활발해져서 학업 능력과 암기력도 좋아진다고 합니다. 그래서 임마누엘 칸트나 토머스 홉스, 장-자크 루소와 같은 철학자들은 그렇게 매일 산책을 하며 생각을 정리하고 책을 썼나 봅니다. 이들에게 산책은 운동 시간이면서 연구 시간이었고 나아가 사색의 시간이었죠. 매일 삼십 분에서 한 시간씩만 걸어도 신체 면역력을 높이는 데 매우 효과적이라는 연구 결과가 많이 있습니다. 프랑스의 소설가 마르셀 프루스트는 기관지 천식 때문에 거의 평생을 밖에 나가지 못하고 자신의 방에서만 지냈다고 합니다. 그런데 이렇게 생각을 뒤집어 봅시다. '어쩌면 그는 평생 방에만 갇혀있었기 때문에 도리어 천식을 앓았던 건 아니었을까?' 심폐기능에 나쁜 물질들이 실외보다 실내에 훨씬 더 많기 때문이죠. 신선한 공기를 마시고 하루 한 번이라도 산책을 했더라면 오히려 그의 천식이 훨씬 나아졌을지도 모릅니다. 당시 공기청정기가 있었을 리 만무하니 켜켜이 쌓인 먼지와 각종 부유 세균들을 매일 꾸준히 들이켰을 겁니다.

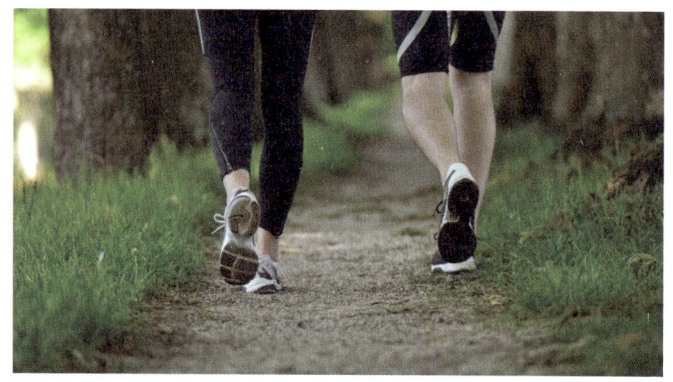
걷는 것이야 말로 면역력을 높이는 가장 쉽고 빠른 길이다.

물론 여기서 잘 걷는다는 건 단순히 산책만을 의미하지는 않습니다. 걷는 것뿐만 아니라 몸을 부지런히 움직이며 운동하는 것도 면역력을 키우는 데 매우 중요합니다. 운동만큼 우리 몸의 호전반응을 관찰하기 좋은 사례가 따로 없기 때문입니다. 걸어서 10분 정도 걸리는 가까운 마트도 꼭 차를 끌고 가야 직성이 풀리는 사람이 일주일에 한 번씩 배드민턴 동호회에 나가서 한 시간씩 셔틀콕을 친다면 한두 주는 어깻죽지가 뻐근해서 숟가락을 쥔 손도 들어올리기 힘들지 모릅니다. 건강하자고 시작한 운동이 거의 사람을 잡을 것 같아서 하루에도 여러 번 그냥 배드민턴채를 내팽개치고 싶은 마음이 굴뚝같습니다. 하지만 그 순간을 조금 느긋하게 지나가면 언제 그랬냐는 듯 새로 익힌 운동에 금세 빠져들게 되고 하루에 한 번이라도 셔틀콕을 치지 않으면 입에 가시가 돋는 경험을 하게 될 겁니다.

물론 과도한 운동은 도리어 신체의 균형을 망치는 주범이 됩니다. 소위 운동중독이 대표적인 사례죠. 미국 터프츠대학의 로빈 카나렉Robin Kanarek은 쥐를 대상으로 흥미로운 실험을 진행했습니다. 실험을 통해 그는 격렬한 달리기에서 오는 소위 러너스하이Runner's High가 아편이나 마약과 같은 신체반응을 이끌어낸다는 사실을 확인했습니다. 러너스하이는 체내에서 통증을 완화시키는 테스토르테론이라는 물질이 분비되는 과정에서 발생하는 중독 현상을 말합니다. 러너스하이는 1979년 미국 캘리포니아대학의 아놀드 맨델Arnold J. Mandell에 의해 처음 발표되었는데요. 그 중독성과 영향이 종종 오르가즘에 비유될 정도로 짜릿하다고 합니다. 너무 운동을 안 해도 문제지만, 또 너무 운동을 많이 해도 문제가 됩니다. 과유불급, 무엇이든지 과도한 것은 좋지 않습니다.

 과도한 운동이 가져오는 또 다른 문제점은 프리래디컬의 발생입니다. 1957년, 미국 네브라스카대학의 덴햄 하먼Denham Harman 박사가 처음 제기한 이론에 따르면, 운동을 통해 산소가 급격히 체내에 들어오게 되면, 불완전연소를 통해 활성산소가 만들어진다고 합니다. 과도한 운동을 하게 되면 당연히 활성산소가 많아지겠죠. 이 활성산소는 자유롭게 체내를 떠돌면서 세포의 DNA를 공격하기 때문에 다른 말로 '자유기' 즉 프리래디컬free radical이라고 부릅니다. 아직 모든 역할을 다 밝혀낸 것은 아니지만, 프리래디컬은 신체 노화와 암 발생에 영향을 주는 유해한 물질로 알려져 있습니다. 우리 몸은 이러한 프리래디컬로부터 하루에도 만 번 이상의 무차별적인 공격을 받는다고 합니다. 무서운 일이 아닐 수 없습니다. 결국 빈번하고 과도한 운동을 통해 몸이 빠르게 노화될 수 있는 건 몸의 이퀼리브리엄이 깨졌기 때문입니다.

 그럼에도 불구하고 운동을 하지 않아서 얻는 이익보다 운동을 통해 얻을 수 있는 이익이 훨씬 더 크기 때문에 매일 매일 꾸준히 움직이는 것을 추천합니다. 조금 빠른 걸음으로, 일상의 걱정거리를 가지고 번뇌하지 말고 긍정적인 생각을 발전시키며, 주위를 아름다운 시선으로 바라보며 세상과 사람들을 향해 따뜻한 마음을 갖는 산책이야말로 하루의 피로를 씻어주고 삶에 에너지와 활력을 주는 가장 중요한 일과일 것입니다.

잘 풀기(해소하기)

 마지막으로 면역력을 회복할 수 있는 비결은 쌓인 스트레스를 그때마다 푸는 것입니다. 아무리 편한 일상을 산다고 해도 삶에서 오는 스트레스가 없을 수 없습니다. 중요한 것은 스트레스를 안 받는 게 아니라 받은 스트레스를 잘 푸는 것입니다.

직장에서 스트레스는 업무를 더디게 하고 동료와의 관계를 어렵게 만드는 요인이 됩니다. 가정에서 스트레스는 가족들에게 직접 영향을 미치는 가정불화와 폭력을 낳을 수 있습니다. 남성에게 스트레스는 무기력감과 함께 탈모, 성기능 장애를 유발하며 일상에서 일탈을 감행하는 경우도 심심찮게 일어납니다. 여성에게 스트레스는 뾰루지가 나게 하거나 평소보다 식욕이나 성욕을 증가시키고 생리를 지연시키는 결과를 냅니다. 스트레스를 받아 야식에 폭식을 반복하다 보면 본의 아니게 체중 증가로 이어지게 되고 늘어난 뱃살에 전보다 더 스트레스를 받는 악순환이 반복됩니다.

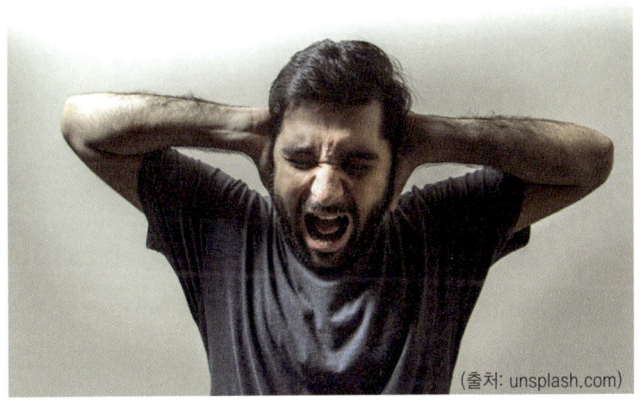

(출처: unsplash.com)

스트레스는 만병의 근원이다.

스트레스를 받으면 체내에 코르티솔이라는 물질이 분비되는데, 이는 외부 자극으로부터 신체를 보호하려는 자기방어 메커니즘의 하나입니다. 그런데 일정한 스트레스를 지속적으로 받게 되면 코르티솔의 양이 늘면서 신체 곳곳에 원치 않는 증상을 일으키게 되죠. 코르티솔은 탄수화물이나 단백질, 지방의 대사를 촉진하고 혈당이 증가하기 때문에 스트레스를 받으면 자꾸 음식이 당기는 이유가 바로 이 때문입니다. 반면 코르티솔은 면역체계의 스위치를 꺼버리는 역할도 하기 때문에 신체를 각종 염증과 질병에 노출시키는 꼴이 되죠. 스트레스의 증상은 다른 원인에 비해 개인차가 심한 편이지만, 보통 다음과 같은 형태로 나타납니다. 우선 근육이 뭉치고 경직되거나 다리가 붓는 경우가 있습니다. 특히 허리와 어깨, 목 부근의 근육이 자주 뻐근하며 위에서 내리누르는 듯한 무게감을 느낍니다. 머리가 자주 아프고 침이 마르는 경우도 있습니다. 갑자기 체한 것처럼 소화가 안 되고 속이 더부룩하거나 미식거리는 느낌도 있습니다. 긴장과 불안, 초조함 때문에 손바닥이나 얼굴, 온몸에 식은땀이 납니다.

스트레스가 풀리지 않고 계속 쌓이다 보면 급기야 원형탈모가 오기도 합니다. 이는 스트레스로 교란된 체내 면역체계가 특정 부위의 모낭을 지속적으로 공격하면서 일어나는데, 동전만한 크기로 마치 한 움큼 잡아 뽑은 것처럼 맨살이 바깥으로 훤히 드러납니다. 원형탈모증은 남성과 여성을 가리지 않고 발생하는 편이며, 특히 미용에 신경 쓰는 젊은 직장인 여성들의 고민 1순위가 원형탈모라는 최근 통계도 있습니다. 부분가발이나 흑채 같은 상품이 직장인들 사이에서 많이 팔리고 있다는 건 그만큼 스트레스로 인한 탈모 증세가 많다는 거겠죠. 일단 원형탈모증이 오면 더 진행되지 않도록 탈모 치료를 시작하고 여기에 숙면과 함께 스트레스를 해소할 수 있는 활동을 병행하는 것이 좋습니다.

그런데 한편으로 스트레스 역시 호전반응을 관찰할 수 있는 좋은 기회를 제공하기도 합니다. 앞서 말했듯이, 스트레스가 마냥 나쁜 것만은 아니기 때문이죠. 콜레스테롤에도 건강에 좋은 HDL이 있다면, 건강에 해로운 LDL이 있듯이 말입니다. 때로 적정한 스트레스는 삶에 긴장감을 주고 원활한 신진대사를 선사하기도 합니다. 삶의 좌표를 돌아볼 수 있는 유스트레스는 불편하고 어려운 상황에서도 포기하지 않고 자기 계발과 실현을 하도록 돕는 원동력이 됩니다. 문제는 건강에 적신호인 디스트레스입니다. 약간의 스트레스는 어쩔 수 없지만, 괜히 쓸데없이 일상에서 스트레스를 유발할 필요는 없습니다. 아무리 좋은 스트레스라도 일정량을 지속적으로 받게 되면 몸이 굳고 금세 피곤감을 느끼기 때문입니다.

호전반응을 즐기자

병은 근심이 아니라 믿음이 치료하며 고통은 약이 아니라 밥과 잠이 줄인다고 합니다. 근심과 걱정을 달고 산다고 병이 낫거나 고통이 줄지 않습니다. 고대 지혜를 모아놓은 『성서』에는 이러한 구절이 있습니다. "마음의 즐거움은 양약이라도 심령의 근심은 뼈를 마르게 하느니라." (잠언 17장 22절) 말씀대로 마음에 믿음과 즐거움을 품는 것이 세상 최고의 약이라고 합니다. 호전반응을 불청객 대하듯 불편해하기보다는 나를 찾아와 치료와 완쾌를 선물해주는 반가운 손님이라고 생각해 봅시다. 긍정적인 마음을 갖고 자연치유력을 믿을 때 호전반응을 통해 더 많은 건강과 지혜를 얻을 수 있을 것입니다.

치유를 돕는 믿음의 가치는 단순히 특정 종교에 귀의하여 마음의 평안을 얻는 것을 넘어서 삶의 애착을 갖고 긍정적인 세계관으로 더 아름답고 풍부한 삶을 살 수 있다는 사실이 최근 여러 가지 과학 실험과 연구들로 입증되었습니다. 그중에 특별히 2015년 캘리포니아대학의 임상심리학자 앤드루 레흐터 Andrew F. Leuchter가 실시한 실험은 흥미로운 결과를 보여주었는데, 환자들이 갖는 약에 대한 신뢰가 병을 치료하는 데 약리적으로 결정적인 역할을 했다는 겁니다. 그는 위약을 준 25명의 우울증 환자와 진짜 항우울제를 처방받은 25명의 우울증 환자의 뇌를 전기역학을 동원하여 9주 동안 추적 연구했습니다. 놀랍게도 위약에 반응한 환자들(38%)은 뇌의 전두엽 피질에서 활동이 크게 증가했으나, 약물에 반응한 환자들(52%)은 그 부위에서 활동이 도리어 억제되는 소견을 보인 것입니다. 내가 약을 먹고 좋아지고 있다는 믿음이 얼마나 강력한 치료 효과가 있는지 보여주는 사례라 할 수 있습니다. 이처럼 내가 복용하는 약을 믿고, 내가 실천하는 라이프스타일을 신뢰할 때 더 건강하고 행복한 내일이 우리를 기다리고 있습니다.

나가는 글

"그대가 느끼는 이 모든 고통은 메신저들이다. 귀 기울여 들어라."
- 루미 -

사람들은 누구나 고통을 싫어합니다. 아픔보다는 쾌락을, 고통보다는 안락함을 원합니다. 세상사를 둘러보면 모든 문명사가 이렇게 고통을 줄이고 쾌락을 늘이는 데 집중했다는 사실을 깨닫습니다. 그러나 통증과 쾌락이 사실 종이 한 장 차이라는 걸 알게 됩니다. 그리고 고통 없이 건강할 수 없고, 고통을 잘 지나가는 것이 건강의 유일한 비결이라는 사실을 발견합니다. 호전반응은 약리적 부작용이 아니라 우리 몸이 아직 깨어있다는 보증이며 건강한 삶으로 회복하는 데 반드시 거쳐야 하는 신체 메커니즘입니다. 호르메시스는 건전한 자극이 되어 신체에 활력을 줍니다. 원활한 신진대사를 지키는 신체의 항상성은 이퀼리브리엄으로 유지됩니다.

  예로부터 극기복례克己復禮라는 말이 있습니다. '나를 이기고 예로 돌아간다.'는 뜻입니다. 새로운 일을 계획하고 도전할 때마다, 과거 안주하던 구습을 벗고 삶에 변화를 모색할 때마다, 몸은 강하게 저항합니다. 그 단계를 넘어설 때 진짜 건강은 시작됩니다. 하루의 일과를 시작하기 전, 아침 일찍 일어나 30분씩 조깅을 하겠다고 다짐을 하지만, 일어나려는 몸을 침대가 인정사정없이 누우라고 끌어당깁니다. 눈을 뜨고 머리를 들려고 하면 푹신한 베개는 귀에 대고 '이불 밖은 위험해!'라고 속삭입니다. 그 저항을 극복하고 건강한 습관을 향해 나아가는 작은 발걸음이 극기복례의 첫 단추가 됩니다.

  호전반응도 마찬가지입니다. 조금 불편하고 힘들어도 그 과정을 잘 견디면 체질이 바뀌고 병이 치료되는 경험을 하게 됩니다. 병이 내 삶을 노크할 때 다음의 다섯 가지 편견을 조심해야 합니다. '고통은 저주다.' '아프면 병원에 가야 한다.' '병에 걸리지 않아야 건강한 사람이다.' '고통이 없는 상태가 건강한 상태다.' '통증을 없애는 게 치료다.' 이 다섯 가지 편견들은 오랫동안 서양의학이 환자들에게 주입시킨 대표적인 신화

들입니다. 물론 여기에는 무시할 수 없는 경제적인 이유가 숨어 있습니다. 환자 한 명에게 매겨지는 의료수가는 이미 공공보건을 하나의 비즈니스로 만들어버렸습니다. 그래서 조금만 아파도 입원을 시킵니다. 고통이 마치 당장 때려서 퇴치해야 할 주적主敵쯤으로 여기게 만들었습니다.

지금 현대의학을 무시하는 게 아닙니다. 오늘날 의료정책을 비꼬는 건 더욱 아닙니다. 다만 내 몸을 가장 잘 아는 사람은 바로 자신이며, 그렇기에 모든 치료는 자신의 자연치유력을 믿는 데에서 출발한다는 사실을 말하고 싶을 뿐입니다. 발레리 크루즈Valerie Cruz는 이렇게 말했습니다. "내가 배운 최고의 교훈은 당신의 몸에 귀를 기울여야 한다는 사실, 그리고 당신 자신이 스스로 자신에게 의사가 되어야 한다는 사실이다. 몸이 보내는 작은 통증이나 아픔도 무시하지 마라." 아이는 성장통과 함께 성장합니다. 어머니는 산통과 함께 아이를 낳습니다. 농부는 노동의 아픔을 느끼며 가을의 결실을 바랍니다. 예술가는 창작의 고통을 통해 위대한 걸작을 남깁니다. 아픈 게 청춘만의 특권은 아닙니다. 누구나 아파야 인생이며 아파야 낫습니다.

고통은 저주가 아니라 축복입니다. 치료 과정에서 일어나는 크고 작은 통증과 각종 이상반응들은 선조들에 의해 명현반응, 즉 호전반응으로 인식되었습니다. 그래서 아프면 득달같이 병원에 가는 게 아니라 그 과정을 즐겨야 합니다. 아픈데 즐기라고요? 그 과정 자체가 자연치유력에 의한 치료 과정이기 때문에 즐겨야 합니다. 병에 걸리지 않는 사람이 건강한 사람이 아닙니다. 사람은 병에 걸리지 않을 수가 없습니다. 아무리 나이도 젊고 체력이 건강하더라도 모든 병에서 면제된 사람은 없습니다. 이 세상이 일체의 세균도 허락하지 않는 무균실과 같은 공간이 아니기 때문입니다. 중요한 건 그 병에서 어떻게 치료되느냐 하는 문제입니다. 고통이 없는 상태가 건강한 상태거나 통증을 없애는 게 치료가 아닌 게 바로 그 이유 때문입니다. 병을 통해 면역력을 얻고 우리 몸이 더 건강해지는 것이 우리 몸의 호전반응이 목표로 하는 것입니다.

 오랫동안 건강 습관을 실천하면서 공부하고 연구했던 내용들을 이렇게 한 권의 책으로 엮었습니다. 대학교에서 학생들을 가르치며 강의에 연구에 눈코 뜰 새 없이 바쁜 일정을 보내면서도 매일 운동을 걸러본 적이 없습니다. 지금도 하루의 일과를 마치고 연구실 뒤편으로 나 있는 등산코스를 따라 야산을 오릅니다. 오를 때에는 숨이 턱까지 차오르고 장딴지가 터질 것처럼 뻐근하지만, 어렵게 정상에 올라 시내를 바라보며 탄성을 지르는 그 기분은 무엇과도 비교할 수 없는 만족감을 줍니다.

 책을 마무리하며 아파야 낫는다는 단순하면서 역설적인 진리를 늘 명심하시기 바랍니다. 여러분 모두 이 책을 통해 호전반응에 대해 진지하게 고민하고 더욱 건강해지는 내일이 찾아오기를 바랍니다. 감사합니다.

저 자
김병곤, 금명기